TUBERCULOSE

ET

SYSTÈME NERVEUX

Contribution à l'étude clinique et anatomo-pathologique de leurs rapports

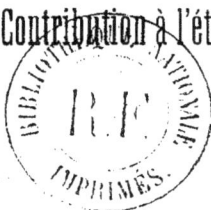

PAR

Le Docteur Isidore GARCIE

TOULOUSE

IMPRIMERIE MARQUÉS & Cie, BOULEVARD DE STRASBOURG, 22

1900

TUBERCULOSE

ET

SYSTÈME NERVEUX

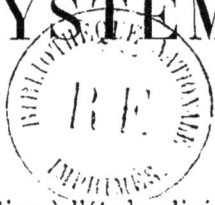

Contribution à l'étude clinique et anatomo-pathologique de leurs rapports

PAR

Le Docteur Isidore GARCIE

TOULOUSE

IMPRIMERIE MARQUÉS & Cie, BOULEVARD DE STRASBOURG, 22

1900

À la Mémoire de mes Sœurs

A MON PÈRE — A MA MÈRE

A MES ONCLES ET BIENFAITEURS

Le Docteur BORDES — M. Etienne BORDES

MEIS ET AMICIS

AVANT-PROPOS

Ne serait-il pas vraiment superflu de justifier l'intérêt des recherches sur la tuberculose du système nerveux à l'heure même où les peuples se liguent pour combattre cet ennemi commun et redoutable : la maladie tuberculeuse ; à l'heure même où les savants de tous les pays, dans un rendez-vous international, viennent encore de discuter sur la nature et sur le choix des remèdes ? Pour être en mesure de combattre un ennemi aussi dangereux ne faut-il pas avant tout être renseigné sur sa tactique et ses moyens d'attaques ? Sans parler du poumon, son champ de prédilection, la tuberculose a été reconnue susceptible de se localiser dans le foie et dans le rein, dans les organes génitaux, dans le tube digestif, sur le revêtement cutané, dans le système osseux, etc. Il est temps de se demander si le système nerveux, si seulement une quelconque de ses parties, peut se dire à l'abri de ses atteintes.

Nous pensons être en mesure de prouver que le système nerveux ne jouit d'aucune immunité vis-à-vis de l'infection tuberculeuse.

Si la clinique est encore seule à dénoncer l'atteinte probable du système sympathique, on sait que l'anatomie pathologique s'est déjà prononcée pour la réalité des névrites tuberculeuses.

Et l'anatomie pathologique ne demande qu'à être interrogée sur les lésions tuberculeuses du sympathique, de la moelle, du mésocéphale et de l'encéphale. Hâtons-nous d'ajouter qu'elle est en mesure de donner des renseignements précis, car la technique histologique du système nerveux a fait en ces derniers temps de merveilleux progrès.

Demander à la clinique et à l'anatomie pathologique quelques indications sur la manière dont se comporte la tuberculose vis-à-vis des nerfs, de la moelle et du cerveau, tel a été l'objet de notre travail. Il ne vise pas à être complet en une aussi vaste matière et n'a pas d'autre prétention que celle de grouper des observations cliniques documentées selon nos moyens et de comparer des examens microscopiques consciencieusement faits. Nous pensons qu'il faut observer d'abord. En matière de système nerveux surtout, l'expérience prouve qu'il ne faut point se hâter d'interpréter.

Pour mieux marquer notre volonté d'insister sur les faits, nous avons prié notre excellent camarade et ami

M. Fouchou de dessiner quelques préparations. Il l'a fait avec sa complaisance habituelle et un réel talent. Et si les figures de ce travail sont imparfaites, c'est que le crayon de notre camarade aura été trahi par le reproducteur. A ce dernier il n'aura pas manqué en tout cas de la bonne volonté.

Notre besogne est terminée ; il ne nous reste plus qu'un plaisir à prendre, celui de remercier ici ceux qui de leurs conseils ou de leur amitié nous ont aidé jusqu'à ce tournant de notre carrière.

Qu'il nous soit permis d'adresser d'abord nos plus vifs remerciements à M. le docteur Anglade, qui, après nous avoir donné l'idée de ce travail, nous a pour ainsi dire guidé pas à pas dans son exécution. Pendant plus de deux ans il nous a honoré de sa plus grande bienveillance et nous osons le dire de son amitié. Nous n'oublierons jamais ce qu'il a fait pour nous et nous le prions d'agréer la faible expression de notre gratitude.

C'est aussi pour nous un vrai plaisir d'exprimer à M. le docteur Dubuisson, directeur-médecin de l'asile de Toulouse, notre profonde reconnaissance pour l'intérêt et la sympathie qu'il nous a témoignés durant notre internat dans cet établissement.

M. le professeur Rémond nous a accueilli comme

il accueille toujours, c'est-à-dire avec la plus parfaite affabilité. Il nous honore en acceptant la présidence de cette thèse : nous lui adressons ici l'hommage de notre profonde gratitude.

CHAPITRE I

HISTORIQUE

I. — Tuberculose et système nerveux périphérique.

Il n'est point nécessaire de remonter beaucoup au delà
du milieu de ce siècle pour trouver des notions quelque
peu précises sur les localisations de l'infection tuberculeuse
dans le système nerveux. Sans doute, on peut trouver
dans les auteurs anciens des allusions aux troubles psychiques, moteurs et sensitifs, qui s'observent au cours de la
tuberculose ; mais il s'agit là, nous le verrons, de constatations vagues, de faits incomplètement observés dont la
raison anatomique n'était jamais sérieusement recherchée.

Il est vraisemblable que toutes les parties du système
nerveux sont susceptibles d'être frappées par l'infection
tuberculeuse ; nous le prouverons d'ailleurs par des faits,
mais il paraît encore plus certain que, chez un même
sujet tuberculeux, les diverses parties du système nerveux
ne sont pas toujours atteintes, tout au moins au même
degré. Tel sujet sera plus apte à faire de la tuberculose
cérébrale ou cérébelleuse, tel autre de la tuberculose pro-
tubérantielle, bulbaire, médullaire ou sympathique. Enfin,

2

la démonstration a été faite que le système nerveux périphérique peut être seul intéressé. C'est même sur ce
système nerveux périphérique qu'ont porté, trop exclusivement peut-être, les recherches sur la tuberculose du
système nerveux. Il n'est pas sans intérêt de rappeler ici
ces recherches.

C'est d'abord Louis [1], qui signale les douleurs erratiques
des tuberculeux, douleurs qui siègent, dit-il, « aujourd'hui
dans un point, demain dans un autre ». Ces douleurs
avaient été décrites d'ailleurs avant Louis, par Valleix et
Bassereau [2], qui les expliquaient par des névralgies intercostales. « Il importe, dit Louis, pour ne pas confondre
les douleurs de poitrine dues aux tubercules, d'explorer
avec soin les parois de la poitrine afin de s'assurer s'il
n'existe pas de ces névralgies [3] ».

Treize ans plus tard, en 1856, Gunsburg en Allemagne
et Beau en France s'occupent des douleurs périphériques
qui surviennent dans le cours de la phthisie. Toutefois,
d'après Imbert Courbeyre [4] la priorité de cette description
reviendrait à Rosinus Lentilius, Vogel et Baumès.

Quoi qu'il en soit, Beau [5] désigne sous le nom d'arthralgie ou de métalgie les douleurs éprouvées par les
phthisiques. Il les compare aux douleurs de l'intoxication
saturnine et des degrés les plus élevés du scorbut. Suivant
Beau, le caractère de la douleur varie : tantôt il est indiqué
par les malades comme une sensation pénible de rupture,

---

(1) Louis. *Recherches sur la phthisie*, 1843, 2e édit.

(2) Valleix et Bassereau, cités par Louis, in *Recherches sur la phthisie*, 1843, 2e édit., p. 209.

(3) *Ibidem*, p. 209.

(4) Imbert Courbeyre. *Moniteur des Hôpitaux*, 1856.

(5) Beau. Note sur l'arthralgie des phthisiques. *Journal des con-
naissances médicales*, janv. 1856, p. 156.

tantôt c'est une douleur lancinante qui suit les ramifications nerveuses ; ces douleurs semblent occuper toute
la masse des extrémités inférieures sans être localisées
aux os, aux muscles ou aux nerfs.

Gunsburg [1] écrit : « Qu'on observe, tantôt dans le cours,
tantôt à la fin de la tuberculose pulmonaire, des hypéresthésies dans les nerfs musculaires, de violentes douleurs
dans les muscles du cou, du dos, de la poitrine et des
extrémités..., un sentiment d'empâtement, d'engourdissement de la figure, du corps... »

En 1860, M. W. H. Walshe [2] en Angleterre, après avoir
décrit les douleurs causées chez les tuberculeux par
l'obstacle local à la circulation veineuse, ajoute qu'il existe
d'autres douleurs des membres dont la raison est encore
à trouver, qu'elles ne sont pas névralgiques, ne suivent
pas le trajet des nerfs, mais semblent occuper toute
l'épaisseur des membres.

Mais le premier mémoire vraiment intéressant sur ce
sujet spécial est celui de Leudet [3]. Nous trouvons dans
ce travail une première observation de paralysie motrice
et d'analgésie transitoire de la main droite dans le cours
d'une tuberculisation pulmonaire ; une deuxième observation de phthisie pulmonaire à marche lente avec diminution très marquée de la motilité, engourdissement dans
le membre supérieur droit, un peu d'engourdissement
dans le gauche.

Dans les autres observations se trouvent consignés des

(1) Gunsburg. *Klinik der Kreislauf und Athmungs organe*,
p. 642, 1856.

(2) Walshe. *Treatise on diseases of the lungs*, p. 456, 6e édit.

(3) Leudet. Etude clinique des troubles nerveux périphériques vaso-
moteurs survenant dans le cours des maladies chroniques. *Archives
générales de médecine*, VIe série, t. 3, p. 150 et 273, 1864.

troubles moteurs existant conjointement avec des troubles sensitifs dans le cours d'une phthisie pulmonaire. Et Leudet n'hésite pas à mettre ces symptômes sur le compte d'un « trouble circulatoire local dépendant d'une perversion des nerfs vaso-moteurs [1] ».

Deux ans plus tard, dans sa thèse d'agrégation, Peter [2] attire l'attention sur la paralysie terminale qu'on observe parfois à la dernière période de la phthisie et il a été le premier, croyons-nous, à mettre sur le compte d'une névrite symptomatique la sciatique et certaines douleurs intercostales que présentent les tuberculeux.

Un peu plus tard, Perroud [3], dans un mémoire important, arrivait à des conclusions qui méritent de retenir notre attention : « Dans la phthisie pulmonaire se produisent certains troubles fonctionnels de sensibilité ou de motilité. Ces troubles sont très variés ; nous avons étudié principalement certaines hypéresthésies, telles que la mélalgie, l'arthralgie, le point sternal, le point spinal ; des hypéresthésies musculaires, des hypéresthésies cutanées ; de véritables névralgies ; des analgésies et des anesthésies. Du côté de la motilité, nous avons observé des parésies, des tremblements, des contractures, des tétanies, des troubles pupillaires, des épistaxis, des troubles congestifs variés ; des accidents du côté des oreilles, des contractures vaso-motrices (digitus semi mortuus) etc., etc. »

Vers la même époque, paraissaient les thèses de Friot [4]

(1) Leudet. *Loc. cit.*

(2) Peter. *Tuberculisation en général*, Paris, 1866.

(3) Perroud. De quelques phénomènes nerveux dans le cours de la phthisie pulmonaire. *Lyon Médical*, 1872, t. IX, p. 6, 160, 230.

(4) Friot. De la sciatique chez les phthisiques. Th. de Paris, 1879.

et Altemaire [1] ; puis, un travail de E. Fraenkel [2] consacré à l'étude des altérations musculaires chez les phthisiques.

Puis, quand la doctrine des polynévrites eut réalisé son avènement en pathologie, des exemples de névrites multiples développées chez des tuberculeux et mis sur le compte de l'infection tuberculeuse ne tardèrent pas à être publiés presque simultanément en France et en Allemagne.

Joffroy [3], en 1879, rapporte l'observation d'une femme de 33 ans. tuberculeuse. présentant de la paralysie atrophique, laquelle avait envahi successivement les membres inférieurs et les membres supérieurs. La vessie et le rectum avaient été respectés, ainsi que la sensibilité cutanée sous ses différents modes. Mais la malade avait un certain degré d'incoordination motrice et elle avait perdu quelque peu la notion de position des membres. L'atrophie atteignait un degré considérable aux quatre membres. De plus. on constatait une diminution de l'excitabilité faradique des muscles atrophiés. Dans les derniers temps de sa vie une eschare apparut au siège. L'autopsie démontra l'existence d'une névrite segmentaire diffuse.

Dans ce même travail, Joffroy publiait une observation de névrite parenchymateuse limitée aux nerfs du bras et survenue dans le cours d'une tuberculose pulmonaire chez une femme qui fut emportée par cette maladie.

On pourrait rapprocher de ces deux observations celle

---

(1) Altemaire. Contribution à l'étude des troubles périphériques de sensibilité survenant dans le cours de la tuberculose chronique. Th. de Paris, 1879.

(2) E. Fraenkel. Ueber Veraenderungen quergestreifter Muskeln bei Phthisikern. *Virchow's Archir.*, 1878, t. LXXIII, fasc. 3, p. 380.

(3) Joffroy. De la névrite parenchymateuse spontanée, généralisée ou partielle. *Arch. de physiologie*, 1879, t. VI, p. 172.

de Lancereaux [1], citée par Joffroy et celle de Desnos et Pierret, publiée par M. Gros [2].

Un malade d'Eisenlohr [3] avait les membres inférieurs paralysés et atrophiés. Des douleurs très vives étaient provoquées par la pression des muscles malades et ceux-ci présentaient la réaction de dégénérescence. Comme troubles objectifs de la sensibilité : hypéresthésie de la plante des pieds. La vessie et le rectum fonctionnaient normalement. Le malade fut emporté par une poussée de tuberculose miliaire aiguë. Les nerfs des membres inférieurs étaient le siège d'altérations dégénératives très nettes.

A quelque temps de là, Strumpell [4] et C. Muller [5], Vierordt [6], Oppenheim [7], montrèrent que, chez des tuberculeux atteints de troubles graves de la motilité et de la nutrition musculaire, le système nerveux périphérique subissait des altérations diffuses semblables en tout point à celles qui caractérisent les névrites dites parenchymateuses.

Enfin, en 1886, parut en France un travail important

(1) Lancereaux, cité par Joffroy, in *Archiv. de physiologie*, p. 191, 1879.

(2) Gros. Contribution à l'histoire des Névrites. Th. de Lyon, 1879.

(3) Eisenlohr. Idiopatische Muskellähmung und atrophie. *Centralblatt für Nervenheilkunde*, 1879, no 5, p. 100.

(4) Strumpell. Zur kenntniss der multiplen degenerativen Neuritis. *Archiv. f. Psychia. u. Nervenkr.*, 1883, t. XIV, fasc. 2, p. 339.

(5) C. Muller. Ein Fall von multipler Neuritis. *Archiv. f. Psych. und Nervenkr.*, Bd. XIV, 1883, p. 669.

(6) Vierordt. Beitrag zum Studium der multiplen degenerativen Neuritis. *Archiv. f. Psych. u. Nervenkr.*, 1883, t. XIV, fasc. 3, p. 678.

(7) Oppenheim. Zur Pathologie der multiplen Neuritis und Alkohol-Lähmung, *Zeitschrift für Klin. Medicin*, 1886, t. XV, fasc. 2 et 3, p. 232.

de MM. Pitres et Vaillard [1]. On le consulte toujours avec fruit quand on veut acquérir des notions précises sur les névrites tuberculeuses. Il est nécessaire d'en transcrire ici les conclusions :

« Dans le cours de la tuberculose, comme dans le cours des autres maladies infectieuses, il n'est pas rare que les nerfs périphériques deviennent le siège d'altérations parenchymateuses. présentant les caractères histologiques des névrites dites dégénératives.

« Ces névrites se développent sur place ; elles ne dépendent pas d'une lésion préexistante du cerveau ou de la moelle. On les rencontre sur des sujets dont les centres nerveux (encéphale, moelle, méninges) et les racines rachidiennes sont dans un état parfait d'intégrité.

« Elles peuvent atteindre indifféremment les nerfs sensitifs, les nerfs moteurs, les nerfs mixtes. Elles peuvent également siéger sur les nerfs craniens (nerfs optiques, nerfs moteurs oculaires), sur le pneumo-gastrique, le phrénique, etc.

« Leur symptomatologie très complexe et très variable est encore incomplètement connue. Cependant, en comparant entre elles les observations publiées jusqu'à ce jour. on peut les diviser en trois groupes :

« Le premier comprend les cas où les symptômes de névrites constatées à l'autopsie ont passé inaperçus au milieu des troubles graves dépendant de l'évolution de la tuberculose (névrites latentes).

« Dans le deuxième se placent les observations dans lesquelles des atrophies musculaires localisées ou diffuses

(1) Pitres et Vaillard. Des névrites périphériques chez les tuberculeux. *Revue de Médecine*, t. VI, p. 493, 1886.

ont constitué le symptôme prédominant (névrites amyotrophiques).

« Enfin dans le troisième, il convient de faire figurer les
cas dans lesquels les névrites ont provoqué pendant la vie
des troubles sensitifs plus ou moins sérieux, hyperesthésies, anesthésies, névralgies, etc. (névrites douloureuses
ou anesthésiques).

« La fréquence des névrites périphériques chez les
tuberculeux, la variabilité de leur distribution et, par suite,
de leur symptomatologie, expliquent l'existence .et le
polymorphisme clinique de la plupart des troubles nerveux
qui surviennent dans le cours de la tuberculose. »

Dès lors, les névrites tuberculeuses avaient une histoire
clinique et anatomo-pathologique que dans la suite un
grand nombre d'observations sont venues enrichir. Les
symptômes et les lésions de ces névrites sont bien préci-
sées dans les observations de Francotte [1], de Pal [2], puis
successivement dans les publications de Rosenheim [3],
Senator [4], Cornélius [5], Gièse et Pagenstecher [6],

Tous les auteurs insistent sur les phénomènes douloureux qu'engendre la polynévrite tuberculeuse. Charcot [7]

(1) Francotte. Contrib. à la névrite multiple. *Bulletin de l'Acad.
royale de Belg.*, 1886, et *Rev. de Méd.*, mai 1886, p. 377.

(2) Pal. Ueber multiple neuritis. Vienne, 1891.

(3) Rosenheim. Zur kenntniss der acuten infectivsën Neuritis. *Arch. f.
Psy. u. nervenk.*, 1887 t. XVIII, fasc. 3, p. 782.

(4) Senator. Ueber acute multiple myosotis bei neuritis. *Deutsche
med. Wochensch.*, 1888, n° 23, et *Zeitsch. f. Klin. med.*, 1889, t. XV,
f. 1 et 2.

(5) Cornelius. Beiträge zur Casuistik der multiplen neuritis. *Inaugu-
ral Dissertation*, Berlin 1888.

(6) Gièse et Pagenstecher. Beitr. zur Lehre der Polyneur. *Arch. f.
Psych. u. Nervenkr.*, 1893, t. XXV, fasc. 1, p. 211.

(7) Charcot. Sept cas de polynévrite. *Rev. neurol.*, 1893, n°s 1 et 2.

et Fraenkel [1] placent ces douleurs polynévritiques en bon
rang parmi les symptômes de la maladie. Ils pourraient
même exister à l'exclusion de tout autre.

Récemment Dufour [2] a communiqué l'observation d'une
polynévrite tuberculeuse dans laquelle le symptôme saillant est « un état musculaire violemment douloureux, gé-
néralisé, sauf aux muscles de la poitrine et de l'abdomen,
et plus marqué aux membres inférieurs. Cet état douloureux est réveillé par la pression et la marche, et n'a pas
d'élection spéciale sur le trajet des gros troncs nerveux ».

Dans ces derniers temps d'ailleurs, les névrites périphériques des tuberculeux semblent avoir particulièrement
intéressé. Carrière [3], qui les avait bien étudiées dans une
thèse, a repris la question dans un article rempli de faits
et de constatations intéressantes. Carrière affirme d'abord
la fréquence des troubles nerveux périphériques dans la
tuberculose pulmonaire de l'adulte. Il a observé des
amyotrophies généralisées ou localisées intéressant les
membres inférieurs, fréquemment des parésies à forme
paraplégique, plus rarement des paralysies. Il signale le
myxœdème des jumeaux et des pectoraux, l'abolition ou
l'exagération du réflexe rotulien, l'intégrité des réflexes
pupillaires, la variabilité de l'état des réflexes pharyngien,
abdominal et plantaire. Il insiste sur les névralgies à exa-
cerbations nocturnes, les névralgies intercostales, sciati-
ques et du trijumeau ; sur les altérations de la sensibilité
osseuse aux crêtes du tibia et aux condyles du fémur ; sur

(1) Fraenkel. Ueber multiple Neuritis. *Deutsche med. Wochensch-
rift*, 1891, n° 53, p. 1421.

(2) Dufour. D'une forme douloureuse de polynévrite tuberculeuse ; du
rôle important de la tuberculose en pathologie nerveuse. *Rev. neurol*,
15 février 1900, p. 108.

(3) Carrière. Thèse de Bordeaux, 1894 et *Nord médical*, 1899, p. 100.

les troubles trophiques de la peau et des extrémités, etc., sur la rareté des ostéo-arthropathies hypertrophiantes pneumiques. Et ces divers troubles relèveraient, d'après Carrière, de lésions des centres nerveux appréciables par la méthode de Nissl.

Pendant ce temps, Carl Hammer[1], se plaçant sur le terrain expérimental, réalisait chez l'animal la névrite tuberculeuse avec ses symptômes et ses lésions.

Nous ne pouvons oublier que le professeur Raymond[2] a consacré aux polynévrites tuberculeuses des leçons intéressantes, et il est permis de penser que son enseignement n'est pas étranger à la poussée scientifique actuellement dirigée de ce côté.

Il nous faut mentionner encore une intéressante étude du système nerveux périphérique des tuberculeux dans laquelle Rudolf Schmidt[3] insiste particulièrement sur les acroparesthésies des phthisiques. Ces acroparesthésies auraient pour caractères :

a). D'être fréquentes chez l'homme ;

b). De coïncider souvent avec des processus aigus catarrhaux du poumon (bronchite grippale) ;

c). D'être souvent unilatérales ;

d). De coexister souvent avec une douleur unilatérale et homolatérale à la pression du plexus brachial ;

e). De coexister avec d'autres symptômes de phthisie (sueurs nocturnes, fièvre vespérale).

Nous terminerons cet historique par les conclusions de l'importante thèse du docteur Astié[4] :

(1) Carl Hammer. *Deutsche Zeitsch. f. Nervenheilkunde*, 1898.

(2) Raymond. *Cliniques*, 2e série, p. 126, 1897.

(3) Rudolf Schmidt. *Wiener klin. Woch.*, 6 juillet 1899.

(4) Astié. Contr. à l'étude de la névrite amyotrophique des tuberculeux. Th. de Paris, 1898.

1° On peut observer dans le cours de la tuberculose pulmonaire des névrites périphériques. Ces névrites revêtent deux types principaux : un type sensitif et un type sensitivo-moteur ou amyotrophique ;

2° Au point de vue clinique, le type clinique peut affecter une marche rapide, mortelle ; une marche lente, une forme localisée susceptible de guérison ;

3" La forme aiguë devra être distinguée de la poliomyélite antérieure aiguë de l'adulte: la forme lente, de l'amyotrophie cachectique que présentent souvent les tuberculeux ;

4° Il est souvent difficile de distinguer la polynévrite alcoolique de la névrite multiple tuberculeuse ;

5° L'expérimentation a prouvé l'existence de la polynévrite tuberculeuse ; elle a montré que les lésions étaient causées par l'action sur les terminaisons nerveuses, non du bacille de Koch lui-même, mais des toxines sécrétées au niveau des lésions tuberculeuses.

De cette thèse, d'ailleurs, nous aurons occasion de reparler en faisant l'histoire des lésions médullaires de la tuberculose.

II. — Tuberculose et moelle épinière.

A l'époque encore assez rapprochée de nous où l'on connaissait mal les relations intimes qui unissent entre elles les diverses parties du système nerveux, il était admissible que l'une quelconque de ces lésions pût être atteinte sans que les autres fussent en aucune façon intéressées. Il n'en est plus de même aujourd'hui. Les théories affluent pour

expliquer l'organisation et la disposition des éléments nerveux ; mais il n'est pas une de ces théories qui n'affirme
l'existence de liens étroits entre les divers ordres d'éléments nerveux.

La moelle est même une sorte de carrefour par où doivent nécessairement passer les conducteurs de la motilité
et de la sensibilité, qu'ils viennent du centre ou de la périphérie. La lésion, d'où qu'elle parte, le raisonnement nous
dit qu'elle doit à un moment donné passer par la moelle ;
et cependant jusqu'à ces dernières années les observateurs
les plus dignes de foi étaient presque unanimes à noter
l'intégrité de la moelle dans les cas de polynévrite en général
et de polynévrite tuberculeuse en particulier. Hâtons-
nous d'ajouter que des méthodes d'investigation plus perfec-
tionnées sont venues révéler des lésions médullaires dont la
constatation était autrefois impossible. En sorte qu'à ce
jour, l'anatomie pathologique d'une part, la médecine expérimentale [1] d'autre part, sont d'accord pour reconnaître la
fréquence des lésions médullaires dans les polynévrites en
général.

A la vérité, les recherches n'ont pas porté spécialement
sur la polynévrite tuberculeuse. Mais celle-ci ressemble
cliniquement à une polynévrite alcoolique ou saturnine.
Nous verrons que, par son retentissement sur la moelle et
même sur le cerveau, elle ne le cède à aucune autre variété
de polynévrite.

Mais avant de décrire ces lésions et de leur donner une
interprétation, il est nécessaire de jeter un coup d'œil sur le
passé et de connaître l'opinion des observateurs qui se sont
intéressés à ce point d'anatomie pathologique.

C'est, croyons-nous, Dumesnil de Rouen qui a d'abord

(1) G. Ballet. Leç. clin., 1897, p. 361.

signalé l'existence de lésions médullaires dans les polynévrites en général.

Puis Œrtel parle de lésions des cornes antérieures de la
moelle dans la paralysie diphtérique et Déjerine mentionne
l'existence d'une poliomyélite antérieure dans cinq cas de
paralysie diphtérique.

Œttinger, Finlay, Korsakoff, Köppen, Schäffer, Erlitzky,
enfin Achard et Soupault, cités par Babinski [1], attirent l'attention sur des lésions des cellules des cornes antérieures de la moelle dans la paralysie alcoolique.

Popoff, Tiesch, Danillo, Rosenbach, encore cités par
Babinski [2], signalent, dans la paralysie saturnine, l'atrophie simple des cellules des cornes antérieures, leur
vacualisation et la perte de leurs prolongements.

Les recherches, on le voit, s'adressent aux polynévrites
dues à des causes toxiques ou infectieuses autres que la
tuberculose. Outre les névrites diphtérique, alcoolique et
saturnine, on s'occupe de celles que peuvent produire la
fièvre typhoïde, l'érysipèle, l'infection puerpérale, la variole,
la grippe, ou bien des poisons comme l'arsenic, le mer-
cure, le phosphore, le sulfure de carbone, l'oxyde de
carbone, le plomb, l'alcool, etc. Passons sur ces recherches qui n'ont que des rapports indirects avec la question
spéciale qui nous occupe.

En 1864, Leudet [3] a examiné, dans un grand nombre de
cas, la moelle de phthisiques et il a pu se convaincre que
les lésions des méninges spinales étaient d'une grande
fréquence. Il cite parmi ces lésions les adhérences étendues des feuillets de l'arachnoïde, les épaississements de

---

(1) Babinski. *Traité de médecine*, t. VI, p. 706.
(2) Babinski. Ibid., p. 706.
(3) Leudet. *Archiv. génér. de méd.*, 1864, p. 298.

la pie-mère et du feuillet viscéral de l'arachnoïde et les plaques dites fibro-calcaires. Pour lui, ces plaques fibro-calcaires ne seraient pas seulement le produit de la vieillesse ; elles seraient plutôt l'effet d'un travail d'irritation, de congestion répétée des vaisseaux des enveloppes de la moelle. Il partage ainsi la manière de voir d'Ollivier [1].

Leudet termine ainsi : « En comparant les symptômes présentés par mes malades avec les signes de la méningite spinale chronique d'emblée donnés par H. Kochler, je retrouve, il est vrai, la douleur dorsale, la raideur du cou, les douleurs périphériques vagues, les fourmillements, l'altération de la sensibilité cutanée qu'indique cet auteur et que présentaient mes malades. »

En 1879, Eisenlohr [2] publia l'observation d'un malade atteint de tuberculose pulmonaire et qui fut pris de douleurs vives et d'amyotrophie à évolution rapide des membres inférieurs. L'examen histologique de la moelle ne révèle d'autre particularité importante que l'existence de vacuoles au milieu du protoplasma de quelques cellules motrices.

A la même époque, Vierordt, sous le titre de « Dégénérescence des cordons de Goll chez un alcoolique », rapporte l'histoire d'un malade tuberculeux qui présentait les signes cliniques d'une névrite alcoolique ; à l'autopsie on trouva quelques altérations des racines postérieures de la moelle, des lésions beaucoup plus prononcées dans les cordons de Goll, tandis que les nerfs étaient normaux.

La même année paraît le mémoire de Joffroy [3]. Cet

(1) Ollivier. *Maladies de la moelle*, t. II, p. 3, 237, 470, 3e édition, 1837.

(2) Eisenlohr. *Centralblatt für Nervenheilkunde*, n° 5, p. 100, 1879.

(3) Joffroy. *Archiv. de physiologie normale*, p. 190, 1879.

auteur examine méthodiquement la moelle de sujets qui avaient succombé à la tuberculose et ne trouve aucune altération. Sur des coupes minces, colorées au carmin, on constatait l'intégrité de la substance blanche et de la substance grise, et en particulier l'intégrité des cellules nerveuses et des cylindres-axes, tant dans le renflement lombaire que dans le renflement cervical. La région dorsale ne présentait non plus aucune lésion.

Voici résumée l'observation de Desnos et Pierret citée par Joffroy[1] : Tuberculose pulmonaire. Atrophie musculaire des membres inférieurs, puis des membres supérieurs. Autopsie : moelle et méninges spinales saines. Névrite parenchymateuse généralisée.

Dans les observations de Strumpell, de C. Muller et d'Oppenheim, déjà citées au chapitre premier, le cerveau et la moelle étaient normaux. Dans la moelle du malade d'Oppenheim, on trouvait cependant au microscope un tout petit foyer de ramollissement très circonscrit de la corne antérieure droite de la région lombaire.

En 1886, Pitres et Vaillard (*Revue de Médecine*, t. VI, p. 193), après une étude importante des nerfs périphériques chez les tuberculeux, ont examiné la moelle des mêmes sujets et ils ont constaté qu'elle ne présentait aucune altération.

La même année paraissait un mémoire du professeur Raymond[2] sur « les différentes formes de leptomyélite tuberculeuse ». L'auteur établit que la leptomyélite tuberculeuse est plus fréquente qu'on ne le croit habituellement. On trouve, dit-il, dans la moelle des tuberculeux, des méninges qui présentent tous les signes de la congestion.

(1) Joffroy. *Archives de physiologie normale*, p. 192.

(2) Raymond. *Revue de médecine*, p. 230, 1886.

L'arachnoïde et la pie-mère en particulier sont parsemées de plaques blanchâtres. Sur une coupe de la moelle, les méninges épaissies adhèrent à la périphérie de la moelle; les vaisseaux congestionnés sont infiltrés de leucocytes, leurs parois sont épaissies et présentent de l'endopériar-térite. Les tubes et les cellules nerveuses sont le siège d'altérations diffuses.

Il conclut que les myélites, qui se développent dans le cours de la tuberculose, peuvent être rangées en deux catégories distinctes :

1° Myélites chroniques ;

2° Myélites aiguës ;

A. — à forme nodulaire,

B. — à forme infiltrée.

Dans les cas observés par le professeur Raymond, la lésion médulaire n'a jamais été primitive; toujours elle s'est montrée dans le cours d'une tuberculose plus ou moins généralisée.

Dans le travail de Pal[1], on trouve plusieurs observations dans lesquelles des lésions des cordons postérieurs étaient associées aux altérations des nerfs.

Dans l'observation II, qui se rapporte à un sujet à la fois alcoolique et tuberculeux, atteint de polynévrite, on trouva à l'autopsie des altérations des racines postérieures et dans la moelle une dégénération partielle de la zone de Lissauer, ainsi que des modifications peu prononcées des cordons de Goll.

Dans l'observation III, il s'agit encore d'un individu alcoolique et tuberculeux. A l'autopsie, on constate des lésions des nerfs, et aussi des altérations des racines postérieures et de la sclérose des cordons de Goll.

(1) Pal. Ueber multiple Neuritis, Vienne, 1891.

En 1897, Vaysse [1], dans sa thèse inaugurale, parle des méningo-myélites tuberculeuses, et Astié [2] rapporte 17 observations de sujets morts de tuberculose. Dans la moelle de ces derniers, Astié, grâce à la méthode de Nissl, a pu déceler dans les cellules motrices des cornes antérieures des lésions analogues à celles décrites sous le nom de phénomènes de chromatolyse.

L. Müller [3], la même année, cite un cas de tuberculose de la région lombaire supérieure avec considérations sur les dégénérescences secondaires. L. Müller a trouvé à l'autopsie une tuberculose de la dure-mère spinale à la région lombaire, et la face postérieure de cette membrane adhérait au canal vertébral sur toute sa hauteur. Il a constaté, en outre, de la dégénérescence descendante dans le faisceau pyramidal et dans certaines fibres qui siègent en avant et en arrière de la zone périphérique du faisceau pyramidal, de la dégénérescence ascendante dans le cordon de Goll et dans le faisceau fondamental du cordon latéral.

En examinant systématiquement la moelle de tous les aliénés nécropsiés à l'asile de la Haute-Garonne, le docteur Anglade avait remarqué la coïncidence frappante de la tuberculose et de lésions graves de l'axe médullaire. Le résultat de ses recherches fut communiqué au congrès des médecins aliénistes et neurologistes à la session tenue à Toulouse en 1897. Serrant la question de plus près, il ac-

---

(1) Vaysse. Contribution à l'étude de la méningo-myélite tuberculeuse. Thèse de Bordeaux, 1897.

(2) Astié. Contribution à l'étude de la névrite amyotrophique des tuberculeux. Th. de Paris, 1898.

(3) L. Müller. Ueber einen Fall von Tuberculose des oberen Lendenmarkes mit besonderer Berücksichtigung der secundären Degenerationen. *Deutsche Zeitschrift für Nervenheilkunde*, vol. 10, 30 avril 1897, p. 273.

quit la conviction qu'il n'y avait pas seulement coïncidence, mais relation de cause à effet. (*Archiv. de neurol.*, p. 81, n° 32, 1898). Cette année même, le même auteur présentait, à la Société de neurologie de Paris (*Revue neurol.*, 15 février 1900, p. 157), une observation de polynévrite tuberculeuse avec troubles de l'intelligence. L'examen microscopique de la moelle avait permis de constater des lésions cellulaires et des dégénérescences fasciculaires très évidentes et remarquables par leur systématisation.

Tout dernièrement, MM. Philippe et Cestan [1] communiquaient aussi à la Société de neurologie de Paris, dans la séance du jeudi 7 décembre 1899, trois cas de méningo-myélite tuberculeuse.

Dans l'observation I, le sujet est emporté par une granulie des poumons. L'examen microscopique met en évidence une infiltration intense de la pie-mère constituée par de petites cellules à noyaux multiples. Par places et surtout vers le sillon postérieur, on pouvait constater un certain degré de caséification sans cellules géantes, ni cellules épithéliales ; mais on apercevait des bacilles de Koch sans autre association microbienne. On voyait nettement de la périvascularite avec très légère endartérite et endophlébite, mais sans trombose. L'infiltration entoure les racines antérieures et postérieures. Les éléments nobles étaient à peine altérés.

Dans l'observation II, il s'agit d'un homme de 18 ans, atteint de mal de Pott et qui succombe au progrès de la tuberculose des poumons. L'autopsie avait permis de constater de la pachyméningite caséeuse consécutive et de la myélite secondaire de la moelle dorso-lombaire.

---

(1) Philippe et Cestan, Principales formes histologiques et histogénèse de la myélite tuberculeuse. *Rev. neurol.*, n° 23, p. 909, 1899.

Enfin le troisième cas est celui d'un homme de 35 ans, tuberculeux et atteint également de mal de Pott. On ne constatait pas à l'autopsie de pachyméningite, mais on pouvait observer des foyers disséminés de myélite parenchymateuse primitive sans altérations vasculaires. MM. Philippe et Cestan n'ont pu trouver des bacilles de Koch au niveau de ces foyers.

III. — Tuberculose et cerveau

Les fonctions cérébrales d'un tuberculeux ne gardent sans doute jamais leur intégrité à travers les différentes phases du processus infectieux. A une période avancée de la maladie tuberculeuse, les désordres viscéraux sont tellement graves qu'ils ne peuvent manquer d'avoir, tout au moins, leur contre-coup sur le cerveau. Presque toutes les infections se comportent d'ailleurs ainsi et, directement ou indirectement, finissent par atteindre l'organe cérébral.

Il n'est plus à démontrer que l'encéphale peut être le siège de localisations tuberculeuses primitives ou secondaires à une tuberculose pulmonaire et nous ne prétendons pas tracer ici l'histoire des méningites tuberculeuses ou des tubercules du cerveau. Aussi bien ces sortes de dérivations du processus tuberculeux aux dépens du cerveau donnent lieu à des symptômes bruyants qui ne peuvent, dans la plupart des cas, laisser aucun doute sur la nature du mal qui les produit. Ce n'est donc point de ces manifestations de la tuberculose cérébrale qu'il sera question ici. Mais de même que la syphilis ne se contente pas de blesser le cerveau en développant dans son parenchyme ou

bien en comprimant son écorce par un néoplasme gom-
meux, de même il est bien possible que la tuberculose,
dont les manières de procéder ont plus d'une analogie
avec celles de la syphilis, soit susceptible d'agir sur le
système nerveux central de façon en quelque sorte détour-
née en y provoquant des désordres dont il nous faut préciser la nature. Sur ce point, il convient d'abord de
consulter la littérature médicale, qui nous apprendra si la
tuberculose a été accusée de déterminer des troubles cérébraux autres que ceux qui font partie du cortège des
méningites, des traumatismes et des néoplasmes cérébraux, etc.; qui nous enseignera aussi si à ces troubles
cérébraux ont paru correspondre des lésions définies.

A la vérité, la littérature médicale n'est pas très documentée à ce point de vue. Elle nous fournira cependant
quelques renseignements intéressants.

Dans les auteurs anciens, on ne trouve guère que des
indications sommaires ou de vagues allusions aux rapports qui pourraient exister entre la tuberculose et divers
troubles des fonctions cérébrales. On n'a jamais pensé à
rendre le cerveau responsable des troubles sensitifs ou
moteurs qui s'observent au cours de la tuberculose. Les
lésions des nerfs et celles de la moelle ont été seules mises
en cause pour les expliquer. Par contre, de nombreux
observateurs ont signalé les troubles psychiques, qui se
développent au cours de la tuberculose, en attribuant à ces
troubles psychiques une importance différente et en éta-
blissant entre eux et la maladie tuberculeuse des relations
plus ou moins intimes.

Dans les œuvres de Mead[1] nous trouvons une belle
observation de folie phthisique. Pour cet auteur, la phthi-

(1) Mead. *The medical Works of Richard*, Dublin, 1767, p. 308.

sie serait la terminaison la plus fréquente de la mélancolie.

Lorry[1] attire également l'attention sur ce sujet. Il
consacre un long chapitre à la phthisie qui suit la mélancolie, qu'il distingue en mélancolie sèche et en mélancolie
humide. Plus loin (p. 398), il parle de la phthisie, qui se
développe pendant le cours de la mélancolie et il en
signale, d'accord en cela avec Mead, le peu de curabilité.

Morton[2] et plus tard Sauvages[3] ont aussi observé cette
fréquence de la tuberculose chez les phthisiques et ont
même décrit une *phthisis à melancolia*.

Nous trouvons dans la thèse de Scipion Pinel[4] plusieurs
observations de phthisie pulmonaire. Pinel en a relaté
22 cas sur 135 autopsies.

Dans le livre célèbre de Bayle[5] sur la paralysie générale, on rencontre fréquemment des observations de tuberculose associée à la péri-encéphalite.

Calmeil[6] trouve des tubercules et des cavernes 38 fois
sur 100 nécropsies. « Les deux cinquièmes des aliénés qui
meurent sont phthisiques, dit Calmeil ; encore négligeons-
nous les tubercules d'un volume peu considérable, et qu'on
ne découvre qu'après avoir beaucoup cherché dans les
poumons. »

Mais après avoir décrit la tuberculose chez les fous,
Calmeil s'empresse d'ajouter qu'il ne la regarde pas comme

(1) Lorry. *De melancholia et morbis melancholicis*, t. I, p. 2,
cap. V, j., art. 2.

(2) Morton, cité par Thore. *Maladies incidentes*, 1847, p. 102.

(3) Sauvages. *Ibidem*.

(4) S. Pinel: Recherches sur quelques points de l'aliénation mentale,
thèse 1890, no 295.

(5) Bayle. Paralysie générale, p. 72, 178, 298.

(6) Calmeil. Art. Aliénés, *Dict. de méd.*, t. II, p. 196.

spéciale aux mélancoliques, il la croit même plus fréquente chez les déments.

Mais c'est à Esquirol que nous devons les premières notions nettes et précises au sujet de la corrélation qui existe entre ces deux états morbides. Ecoutons Esquirol[1] : « J'ai vu chez un grand nombre de fous la phthisie précéder de plusieurs mois la lypémanie et même la manie, et se déclarer en même temps qu'elle. Ces phthisies échappent à l'observation la plus attentive; les malades s'affaiblissent, tombent dans le marasme et la fièvre lente; quelquefois avec toux, dévoiement, ils s'éteignent; le délire loin de cesser augmente jusqu'à la fin. A l'ouverture des corps on trouve les poumons tuberculeux suppurés, quelquefois avec des vomiques. » Et Esquirol[2] dit avoir rencontré la phthisie 28 fois sur 277 aliénés de toutes catégories et, chez les mélancoliques, 62 fois sur 176.

Georget[3], élève d'Esquirol, accorde à la phthisie une grande importance comme maladie incidente des aliénés. Elle viendrait en cinquième ligne, après l'atonie, l'irritation cérébrale chronique, la paralysie et le scorbut. La moitié des aliénés de la Salpétrière, dit Georget, succombent à la phthisie. Et, du vivant des malades, la phthisie pourrait ne se manifester par aucun symptôme pulmonaire.

A leur tour, Burrows et d'Ellis en Angleterre, et Friedreich[4] en Allemagne, signalent la fréquence de la tuberculose chez les aliénés.

---

(1) Esquirol. *Mal. ment.*, t. I, p. 105.

(2) Esquirol. *Ibid.*, t. I, p. 443.

(3) Georget, cité par Thore. *Maladies incidentes des aliénés*, 1847, p. 103.

(4) Burrows et d'Ellis, Friedreich, cités par Ball. *Leç. sur les mal. ment.*, 1890, p. 663.

Schröder van der Kolk[1] dit que la phthisie et· la folie peuvent se substituer, que l'amélioration de l'une de ces maladies coïncide souvent avec l'aggravation de l'autre.

Thore[2] également nous dit que tous les phthisiques qu'il a rencontrés parmi les aliénés étaient ou des épileptiques ou des déments. En cela, son affirmation confirme celle de Calmeil. Il n'a jamais trouvé parmi eux de mélancoliques. Mais il admet. avec beaucoup d'autres observateurs, l'influence réciproque qu'exercent l'une sur l'autre la folie et la phthisie pulmonaire.

Morel[3] pose, sans chercher à le résoudre. le problème suivant : « Doit-on attribuer la coïncidence de la tuberculose et de la folie à l'état incomplet de la respiration chez quelques phthisiques ? Ou bien au mauvais état général de la nutrition et à l'action exercée par cet état sur la composition du sang ? »

D'après Jacobi[4], la manie éclate chez quelques malades avec la tuberculisation au premier degré, chez d'autres on ne voit la première de ces affections atteindre son paroxysme que lorsque les tubercules sont à l'état de fonte purulente.

Pour Griesinger[5], la cachexie tuberculeuse serait quelquefois la cause du développement de l'aliénation mentale. « N'envoie-t-on pas quelquefois dans des asiles des individus chez qui une maladie tuberculeuse développée dans l'intérieur du crâne détermine quelques

(1) Schröder van der Kolk, cité par Ball. *Leç. sur les mal. ment.*, 1890, p. 663.

(2) Thore. *Mal. incid. des aliénés*, 1847, p. 102.

(3) Morel. *Traité théor. et prat. des mal. ment.*, t. I, p. 287.

(4) Jacobi, cité par Morel. *Ibidem*, p. 281.

(5) Griesinger. *Traité des mal. ment.*, 1865, p. 229.

troubles intellectuels ? » Mais, continue Griesinger, la
tuberculisation et la folie ont entre elles une autre liaison.
Quelquefois, des troubles intellectuels apparaissent au
début de la phthisie pulmonaire, qui n'est souvent cons-
tatée que plus tard, quand le marasme ou la fièvre hectique
apparaissent. Griesinger admet, comme Schröder van der
Kolk, la loi d'alternance de ces deux affections.

Peter [1], dans ses leçons sur la phthisie, nous rapporte
l'histoire de plusieurs malades atteints de tuberculose pulmonaire qui ont présenté des accès de manie, du délire de
persécution, etc. Nous aurons, au cours de la discussion,
à revenir sur les observations de Peter, qui sont du plus
haut intérêt.

Jusqu'alors la folie n'a été considérée que comme un
incident au cours de la tuberculose. Peter dit bien que
l'infection tuberculeuse n'est pas tout à fait étrangère au
développement des troubles mentaux, mais il est convaincu
qu'elle serait incapable de les créer de toutes pièces sans le
secours de l'hérédité.

Les observateurs vont maintenant aller plus loin et élever peu à peu la tuberculose au rang des causes de la
folie.

Hagen [2] affirme que l'importance étiologique de la tuberculose pulmonaire dans l'étiologie des maladies mentales
est considérable.

Skae et Clouston [3] décrivent une *phthisical insanity* caractérisée par l'exagération de l'irritabilité, la méfiance,
la tournure soupçonneuse du caractère.

(1) Peter. *Leç. de clin. méd.*, t. II, 28e leç.

(2) Hagen. *Allgem. Zeitschr. f. psych.*, 7, p. 221.

(3) Skae et Clouston, *Edimb. med. Journ.*, p. 861 ; *Journ. of.
mental. sc.*, 9 avril.

En France, Cullerre [1] soutenait que le « développement de la tuberculose n'a aucune influence sur la marche de l'affection mentale », tandis que Ball [2] enseignait comme Skae et Clouston une folie tuberculeuse. A l'appui de sa thèse, Ball indique la marche parallèle des deux affections, la loi d'alternance et l'hérédité morbide, envisagée non seulement chez l'individu, mais dans sa famille.

Ball se demande s'il existe des lésions anatomiques de la folie tuberculeuse. Il s'en rapporte, pour répondre à cette question, à Schüle [3] qui a trouvé chez plusieurs sujets : « une hypérémie veineuse des méninges avec anémie de la substance corticale sous-jacente. Le cerveau est pâle, œdématié et présente par places une vascularisation irrégulière. Au microscope on constate l'infiltration graisseuse et la rupture de quelques cellules corticales. »

En pareil cas, d'après Clouston [4], le poids spécifique de la substance grise serait extrêmement amoindri. Ball [5] ajoute que le cerveau appauvri, anémique, mal nourri se trouve dans les conditions requises pour déterminer chez des sujets prédisposés l'explosion de la folie.

Il faut noter ici que dans de nombreux cerveaux d'aliénés morts de tuberculose pulmonaire, Cullerre a observé de la sérosité sous-arachnoïdienne et ventriculaire, de l'épaississement des membranes, de l'atrophie de la substance grise. Ces lésions étaient parfois compliquées, dit Cullerre, des signes de la congestion (piqueté de la substance blanche, suffusions sanguines à la surface du cerveau.) Ces

(4) Cullerre. *Ann. méd. psych.*, mars 1876, t. XV, p. 161.

(5) Ball. *Leç. sur les mal. ment.*, 1890, p. 661.

(1) Schüle. cité par Ball, *ibidem*, p. 673

(2) Clouston. *Ibidem.*

(3) Ball. *Mal. ment.*, p. 673.

Telle est d'ailleurs la manière de · voir des auteurs italiens et notamment de Morselli [1] et d'Agostini [2].

Nulle part d'ailleurs, il n'est fait mention de lésions corticales susceptibles d'expliquer des troubles cérébraux.

IV. — Considérations générales sur l'histoire de la tuberculose du système nerveux.

De cet historique que nous avons essayé de faire complet, sans prétendre y avoir réussi, il nous faut maintenant dégager l'évolution et la mise au point de cette question importante : *l'influence pathologique de la tuberculose sur le système nerveux.*

Nous avons vu les observateurs du commencement de ce siècle noter la coïncidence fréquente de la tuberculose et de la folie ; puis, Esquirol [3] accuser timidement la tuberculose de précéder et peut-être d'engendrer la folie. Cette accusation devait être reprise plus tard par Skae et Clouston en Angleterre, par Ball en France. A vrai dire, cette doctrine de la *phthisical insanity*, de la folie tuberculeuse, n'a jamais été appuyée sur des documents cliniques ou anatomo-pathologiques de quelque solidité et nous la retrouverons à peu près à l'état rudimentaire où l'avait laissée Esquirol.

Mais si les aliénistes n'ont jamais approfondi le point spécial qui, dans la question, les concernait, on ne peut pas

(1) Morselli. *Manuale di semejotica delle malattie mentali*, vol. 1, Milan.

(2) Agostini. *Manuali di psichiatria*, p. 141, Vallardi, Milan.

(3) Esquirol. *Mal. ment.*, p. 105, t. I.

adresser aux neurologistes les mêmes reproches. A peine
Leudet, Perroud, Altemaire [1], Hahn [2], Friot [3], Rendu [4],
pour ne citer que des noms, avaient-ils appelé l'attention
sur les troubles de la sensibilité et de la motilité ; les douleurs névralgiques de toute espèce ; les paralysies et les
amyotrophies qui peuvent s'observer au cours de la tuberculose, à peine, disons-nous, la clinique avait-elle fourni
ces données que l'anatomie pathologique allait à la recherche du substratum de ces divers symptômes. Tour à tour
Joffroy, Eisenlohr, Vierordt, Strümpell, C. Muller, Oppenheim, observaient dans le système nerveux périphérique
des « altérations diffuses indépendantes de toute modifi-
cation préalable des centres [5] ». Plus près de nous, Pitres
et Vaillard, dans un mémoire qui fait époque, ont fixé
définitivement les caractères anatomiques des névrites
tuberculeuses, tout au moins les caractères des lésions
nerveuses ; car nous verrons que toutes les conclusions
de ce mémoire ne peuvent être acceptées sans réserve. Il
ne sera peut être pas toujours vrai de dire par exemple
que les lésions des nerfs d'un tuberculeux « ne dépendent
pas d'une lésion préexistante du cerveau ou de la
moelle [6] ». Nous pouvons d'ores et déjà affirmer qu'il n'est
pas exact de prétendre que ces lésions se rencontrent chez
des sujets dont les « centres nerveux (encéphale, moelle,

(1) Leudet, Perroud, Altemaire, cités par Pitres et Vaillard, *Revue de
méd.*, 1886, p. 208, t. VI.

(2) Hahn. Des complications qui peuvent survenir du côté du système
nerveux dans la phthisie pulm. chronique. Th. de Paris, 1874, p. 76.

(3) Friot. De la sciatique chez les phthisiques, Th. de Paris, 1879.

(4) Rendu. *Loc. cit.*

(5) Pitres et Vaillard. Des névrites périphériques, *Rev. de méd.*, 1886,
p. 194, t. VI.

(6) Pitres et Vaillard. *Ibidem*, p. 228.

méninges et les racines rachidiennes) sont dans un état parfait d'intégrité ».

Mais c'est là de la discussion qui viendra à son heure. Pour l'instant, il nous suffit de constater l'empressement que l'anatomie pathologique a mis à seconder la clinique dans l'étude des lésions tuberculeuses des nerfs périphériques.

Il faut supposer que les lésions médullaires ont été recherchées avec moins de soin ou avec des procédés d'investigation très imparfaits pour s'expliquer qu'elles aient pu demeurer méconnues. Sans quoi il n'y eut pas eu une telle unanimité chez les observateurs pour affirmer que les névrites tuberculeuses ne s'accompagnent pas de lésions de le moelle et de ses enveloppes, tandis que ces lésions doivent être, selon nous, considérées comme la règle.

Il est juste de reconnaître cependant que Leudet avait fait allusion aux lésions de la moelle des tuberculeux. Mais que pèse cette allusion à côté des affirmations de Joffroy, de Desnos et Pierret, de Pitres et Vaillard qui déclarent ne jamais avoir rencontré des lésions médullaires ou cérébrales chez des malades porteurs de grandes altérations névritiques ?

Mais paraît un travail de Pal [1] sur les névrites multiples. On y voit des sujets à la fois alcooliques et tuberculeux présenter des lésions des racines postérieures et des dégénérescences systématisées dans le cordon de Goll. Il ne sera plus parlé dès lors de l'intégrité de la moelle chez les tuberculeux atteints de polynévrite. La médecine expérimentale est venue prouver que les dégénérescences des nerfs périphériques ont leur répercussion

(1) Pal. *Ueber multiple Neuritis*, Vienne 1891.

sur la moelle dont les cellules et les fibres s'altèrent. Et il ne peut y avoir d'exception pour les névrites tuberculeuses.

Voilà déjà plusieurs années que le Dr Anglade [1] a constaté l'extrème fréquence des lésions médullaires chez les tuberculeux. Et nous avons assisté pendant toute la durée de notre internat, dans le laboratoire de l'asile, à des recherches ayant pour but de les préciser. La tuber_culose est sans doute pour quelque chose dans les lésions médullaires, qui s'observent chez quelques aliénés tuberculeux, disait le Dr Anglade en 1897 dans une communication au Congrès de Toulouse. Cette hypothèse devenait une certitude dans les mémoires ultérieurs [2]. Et d'ailleurs de nombreuses publications sont venues vérifier le fait. Vaysse [3] et Müller [4] ont étudié la meningo-myélite tuberculeuse dont Cestan et Philippe [5] ont communiqué récemment trois observations typiques à la Société de Neurologie de Paris. Est-il besoin de rappeler que Lannois et Paviot [6] se sont crus autorisés à rendre la tuberculose responsable d'une sclérose en plaques pour être en droit d'affirmer l'importance des lésions médullaires dans la tuberculose ?

La même évolution ne s'est pas encore opérée en ce qui concerne le cerveau. Les dires d'Esquirol et de Griesinger, de Skae et Clouston et de Ball, les conclusions plus

(1) Anglade. Sur les lésions spinales de la paralysie générale. *Arch. de neur.*, vol. VI, 1898, n° 32, p. 81 et Congrès des méd. aliénistes et neurol. août 1897, Toulouse.

(2) Anglade. Polynévrite et psychose, *Rev. neurol.*, 15 février 1900, p. 157.

(3) Vaysse, *loc. cit.*

(4) Müller. *loc. cit.*

(5) Cestan et Philippe. *loc. cit.*

(6) Lannois et Paviot. *Rev. de méd.*, 1899.

récentes de Bonnardière[1] n'ont pas reçu leur sanction anatomo-pathologique. On ne peut sérieusement contester que la tuberculose soit capable de déterminer des troubles cérébraux élémentaires ou vésaniques à titre de cause occasionnelle plus ou moins importante. S'il en est ainsi, le trouble mental ne peut résulter que d'un empoisonnement, lequel empoisonnement doit pouvoir être pris sur le fait par le microscope.

En sorte que si les nerfs périphériques des tuberculeux ont été bien étudiés ; si leur moelle épinière est actuellement soumise à des investigations qui fournissent des renseignements précieux, on peut dire que nous ne savons rien sur les lésions cérébrales tuberculeuses que la clinique nous conduit à soupçonner.

Nous n'aurons pas la prétention de combler cette lacune. Si seulement nous parvenons, en fixant dans ce travail quelques-uns des premiers résultats que l'examen de nombreux cerveaux de tuberculeux délirants a fourni, si nous parvenons, disons-nous, à montrer le très réel intérêt qu'il y a à poursuivre des recherches dans ce sens, nous nous tiendrons pour satisfait de notre tâche.

Les troubles cérébraux et les lésions cérébrales, dont ils dépendent peut-être, ne sont jamais l'unique symptôme d'ordre nerveux chez les malades atteints de tuberculose. Ils présentent, en outre, fréquemment des symptômes et des lésions névritiques ou médullaires. Nous avons noté les unes et les autres dans nos observations, et de la sorte notre travail se trouve être une contribution à l'étude des symptômes et lésions névritiques, médullaires ou cérébrales, imputables à la tuberculose. Et d'abord, des faits .

---

(1) De la Bonnardière. L'aliénation mentale et la tuberculose. Th. de Lyon, 1898.

CHAPITRE II

Observations cliniques et anatomo-pathologiques.

OBSERVATION I

(Inédite)

Communiquée par le Dr ANGLADE.

SOMMAIRE. — *Femme de 53 ans, devenue persécutée un peu avant l'éclosion franche d'une tuberculose pulmonaire. — Les sensations pénibles qui alimentent le délire ne sont vraisemblablement autre chose que les premières manifestations de l'infection. — Le délire évolue et s'aggrave avec les progrès de la maladie tuberculeuse. — Signes de névrite et de sclérose médullaire. — Méningo-encéphalite. — Dégénérescence systématisée des faisceaux de Goll, facile à suivre jusqu'aux noyaux de Goll. — Névrite périphérique.*

V..., 53 ans, célibataire, ex-sous-surveillante à la Salpétrière, entre à l'asile de Toulouse en avril 1895.

De ses antécédents héréditaires, nous ne savons rien. La malade n'en a jamais voulu parler et il a été toujours impossible de se renseigner auprès de la famille, qui réside dans un département de la frontière de l'Est et n'a jamais visité ou fait visiter la malade.

4

Antécédents personnels. — Infirmière intelligente et laborieuse, V... a été appréciée dans les services médicaux où elle a été employée. Dans les quelques mois qui ont précédé son internement, les infirmières, ses compagnes, s'accordent à dire que V... était devenue ombrageuse et excitable. Son caractère et ses habitudes s'étaient peu à peu modifiés. D'ordinaire peu communicative, elle avait cessé totalement de communiquer ses impressions et ne parlait que pour se plaindre de tout et de tous. Elle en arriva à être franchement persécutée et même agressive, fut internée à Sainte-Anne où, dans un premier certificat provisoire, M. Joffroy note l'existence d'un « *délire des persécutions avec hallucinations de l'ouïe et troubles de la sensibilité générale.* » Une fois internée, V... fut sans doute difficile à confesser, car M. Boudrie se déclare impuissant à déterminer, dans un certificat de 24 heures, la nature de l'état mental et se borne à constater : « *du mutisme volontaire ou réponses monosyllabiques faites avec réticences. Cette malade paraît atteinte de délire de persécutions avec hallucinations.* » Quinze jours plus tard, M. Boudrie fut à même de diagnostiquer une « *mélancolie avec dépression physique et intellectuelle. Mutisme habituel. Résistance à tout ce qu'on demande à la malade. Refus d'aller à table. Craintes imaginaires.* »

C'est avec ce dossier médical que V... nous arrive à l'asile de Toulouse avec un convoi de malades du département de la Seine, transférées de l'asile de Vaucluse.

En interrogeant la malade, nous nous rendons bien vite compte de son extrême méfiance. Ce n'est qu'en insistant et en prolongeant notre interrogatoire que nous parvenons à faire exposer à la malade son système délirant. Nous apprenons que les idées de persécution sont anciennes, que depuis près d'un an les infirmières de la Salpêtrière tourmentaient V..., lui volaient ses objets et ses vêtements, souillaient avec du poison ses aliments et sa boisson. De plus, on abusait d'elle la nuit, après lui avoir passé *quelque chose sous le nez.* Déclare qu'elle se réveillait en sursaut et en sueur, épuisée et fatiguée par ces manœuvres. V... s'éveille en parlant de ses persécutions et de ses persécuteurs. A la fin de l'interrogatoire, elle ne peut faire une réticence. Notre diagnostic fut ainsi établi : *Délire de persécution entretenu par des troubles graves de la sensibilité générale et spéciale*.

15 mai 1895. — La malade s'est occupée dans les premiers jours de son arrivée à l'asile à quelques travaux de couture. Elle se plaint continuellement de son entourage et de sa nourriture qu'elle ne peut, dit-elle, supporter, tant elle est mauvaise et évidemment empoisonnée. L'état général n'est pas très satisfaisant et l'amaigrissement résulte de l'irrégularité de l'alimentation.

Janvier 1896. — La malade a cessé complètement de travailler. Elle s'isole dans un coin, recouvre sa tête avec son tablier afin de se mettre à l'abri des odeurs et des influences mauvaises. Tour à tour elle se plaint de son estomac qui ne peut plus supporter le poison, de ses membres inférieurs qui ne peuvent plus la soutenir, de ses bras qu'on lui brûle ou qu'on lui glace. A ce moment déjà, nous soupçonnons des tendances aux névrites ; mais il est impossible de soumettre la malade à un examen méthodique. Nous nous rendons compte grossièrement de la persistance du mouvement et de la sensibilité. L'amaigrissement fait des progrès.

Janvier 1897. — Dans les notes mensuelles, la situation est dite stationnaire. Aucun symptôme saillant ne s'est manifesté. La malade est toujours oisive et immobilisée dans son attitude défensive. Elle refuse maintenant de faire aucune réponse ; s'obstine à se nourrir insuffisamment ou bien cesse complètement de s'alimenter. Par persuasion ou par menace, on obtient cependant qu'elle prenne quelques liquides qu'il lui arrive fréquemment de regurgiter. La malade tousse mais ne crache pas. L'examen thoracique ne donne lieu qu'à des soupçons de tuberculose du sommet droit.

Juillet. — La malade très amaigrie et très affaiblie s'alite à l'infirmerie. Nous avons toutes les peines du monde à l'ausculter, et l'auscultation nous fait constater l'existence d'une tuberculose au second degré que l'examen des crachats nous permet de vérifier. L'état général est mauvais. L'intolérance gastrique est très accusée. Il y a, en outre, de la diarrhée. La malade délire beaucoup, proteste contre les prétendus empoisonnements qui l'ont mise, dit-elle, dans un pareil état.

Août. — Chaque matin, V... se plaint de sensations pénibles dans les membres inférieurs qu'elle explique par l'action des poisons. A l'examen on ne constate qu'un degré d'atrophie musculaire sans paralysie ni anesthésie. Les membres sont tantôt très chauds, tantôt refroidis. Il eut été intéressant de rechercher les réactions électriques et en particulier la réaction de dégénérescence ; mais nous ne sommes pas outillés à l'asile pour ce genre de recherches.

Septembre, octobre, novembre. — La tuberculose progresse. L'œdème apparaît dans les membres inférieurs. Le délire masque ou exagère les symptômes physiques : il ne permet pas de mesurer l'intensité d'une sensation presque toujours mal interprétée.

V... succombe à la cachexie tuberculeuse en janvier 1898.

NÉCROPSIE ET EXAMEN MICROSCOPIQUE. — Dans les viscères thoraciques et abdominaux, lésions habituelles de la tuberculose qui a traversé toutes ses périodes.

L'ouverture du crâne nous met en présence d'une dure-mère apparemment normale sous laquelle se découvre ensuite un cerveau anémié, dont les circonvolutions sont manifestement ratatinées et dont la pie-mère est épaissie, parsemée de traînées et de plaques opalescentes. Cette pie-mère ne se détache pas avec facilité ; elle semble collée contre la substance grise sous-jacente au niveau de la troisième frontale, de la première temporale et des circonvolutions orbitaires. Nulle part cependant, il n'y a d'adhérences proprement dites. La substance grise n'a pas sa consistance normale ; elle se réduit en bouillie au moindre contact et résiste à peine au lavage. Les parois ventriculaires sont tapissées de granulations apparentes surtout au niveau du troisième et encore plus du quatrième ventricule. Des fragments d'écorce sont prélevés en différentes régions, et notamment au niveau du lobule paracentral, pour être fixés par l'alcool ou le bichromate d'ammoniaque.

Des fragments du mésocéphale, des pédoncules cérébraux, de la protubérance annulaire et du bulbe sont également placés dans le bichromate d'ammoniaque en vue de la coloration du Veigert-Pal.

Le canal rachidien ouvert, nous voyons une dure-mère spinale normale enveloppant une moelle plus consistante qu'à l'ordinaire, aplatie en outre dans le sens antéro-postérieur. A différents étages nous détachons des fragments. Puis nous recueillons les branches terminales des principaux nerfs des membres inférieurs ainsi que leurs troncs. Nous plaçons les unes dans l'acide osmique à 1 %, les autres dans le bichromate à 3 %.

Ces nerfs étaient porteurs d'altérations importantes. Nous nous abstiendrons d'en transcrire la description ici, non plus que celle des lésions médullaires. Aussi bien, la moelle de cette malade présentait des lésions fasciculaires systématisées typiques, si typiques que nous avons cru devoir en donner la reproduction (Pl. III). Mais il nous faut prendre la suite de l'examen microscopique et noter la continuation de la lésion du cordon de Goll dans le bulbe jusqu'au noyau de Goll, qui se voit très nettement sclérosé sur une préparation au Veigert-Pal. Presque tous les noyaux bulbaires d'ailleurs ont quelques-unes de leurs cellules dégénérées, et le revêtement épendymaire est recouvert de sortes de bourgeons formés de cellules jeunes.

Dans le cerveau, le Golgi nous a montré des cellules déformées à prolongements rompus, monoliformes ou tortueux. Le Nissl permet de constater la chromatolyse et la déformation destructive d'un assez grand nombre de grandes cellules pyramidales de l'écorce du lobule paracentral. Mais ce qui frappe surtout sur les coupes d'écorce cérébrale, c'est l'épaississement de la pie-mère et des vaisseaux, l'infiltration dans les lames de la méninge et les parois vasculaires de noyaux en quantité considérable.

OBSERVATION II.

(Inédite)

Communiquée par le Dr ANGLADE.

SOMMAIRE. — *Homme de 38 ans. — Paralytique général. — Syphilitique, puis tuberculeux. — A une ostéo-arthrite scapulo-humérale, succède une paralysie du radial puis du plexus brachial tout entier. — Extension des troubles paralytiques au membre supérieur du côté opposé. — Dans les deux membres, exostoses probablement d'origine tuberculeuse, curieuses par leur forme et leur symétrie. — Lésions macroscopiques et microscopiques de la paralysie générale sans localisation tuberculeuse dans le renflement cervical. — Névrites multiples du plexus brachial.*

L..., 38 ans, marié, cordonnier, entre à l'asile de Toulouse, venant de l'Hôtel-Dieu où il est demeuré en traitement dans le service du Dr H. Basset.

« Les parents du malade jouissent d'une santé parfaite », dit le bulletin médical joint au dossier de l'admission. Nous n'avons pu nous renseigner nous-même sur ce point.

L ... était doué d'une intelligence ordinaire. Il a appris à lire, à écrire et à compter, a montré des aptitudes dans la pratique de son métier de cordonnier. Marié à 25 ans, il est devenu père de trois enfants bien portants. L... n'a jamais commis des excès de boisson; par contre, il semble être tombé dans les abus vénériens. Il est syphilitique, nous dit encore le bulletin médical; mais nous n'avons pu savoir à quelle époque il a contracté la syphilis, si cette syphilis a été ou non bénigne, si elle a été régulièrement traitée. Récemment, le traitement iodo-hydrargyrique intensif a été institué et le médecin traitant a remarqué une légère amélioration consécutive.

Les premiers symptômes de la maladie ont été la perte de la mémoire et l'inconscience générale. L... quittait son domicile pour errer sans but dans les rues de la ville. Il résistait même par la violence aux personnes qui voulaient s'opposer à ses fugues. A ces symptômes psychiques vinrent s'ajouter, de bonne heure, de l'embarras de la parole, de l'incontinence des urines et des matières fécales. Le diagnostic établi par M. H. Basset fut celui de *pseudo-paralysie générale syphilitique*.

ÉTAT AU MOMENT DE L'ADMISSION. — Arrivé à l'asile en octobre 1897, L... nous donne tout d'abord l'impression d'un déprimé au physique et au mental. Son regard est vide, l'attitude est celle d'un dément dont les muscles manquent de tonicité. De fait, L... nous répond comme un dément. Arrivé le matin même, il nous déclare être à l'asile depuis un mois ; ne sait pas d'ailleurs où il est, ni pourquoi il y est. Sur les choses de sa profession, il répond assez exactement et la mémoire des faits anciens n'a pas complètement disparu. Le malade sait nous dire sa classe de recrutement et rappeler quelques-uns des souvenirs qui restent habituellement gravés dans la mémoire. De délire, il n'y en a pas. Pas d'idée de richesse, pas d'idée hypocondriaque. De l'affaiblissement en masse de l'activité intellectuelle.

Au point de vue physique, L... est déprimé, amaigri. Il marche pourtant avec quelque assurance en penchant seulement du côté gauche et en traînant légèrement la jambe du même côté. Il n'existe pas d'incoordination motrice. La force musculaire n'a pas été mesurée au dynamomètre ; mais elle est certainement diminuée surtout du côté gauche. Enfin, ce qui frappe surtout, c'est le tremblement des muscles de la langue, de la face, particulièrement de l'orbiculaire des lèvres. Le malade ne peut prononcer les labiales et bredouille littéralement en prononçant la phrase que j'ai l'habitude de placer dans la bouche des malades soupçonnés de tremblement de l'orbiculaire des lèvres : « J'ai bu du bon vin vieux de Bordeaux. » Il n'existe pas cependant un embarras très accusé de la parole, embarras qui soit très appréciable par la simple conversation. Les muscles des membres du côté gauche tremblent également.

Sensibilité. — D'une manière générale la sensibilité est

émoussée. Le malade sent bien qu'on le pique, qu'on approche un corps chaud ou un corps odorant ; mais il ne réagit jamais vivement et même une excitation portée ailleurs que dans la région plantaire ne provoque aucun réflexe.

Réflectivité. — Les réflexes d'ailleurs sont notablement altérés. Le réflexe rotulien est complètement aboli des deux côtés. Le réflexe crémastérien est conservé ; mais les réflexes pupillaires sont également abolis.

Notre diagnostic fut ainsi formulé : *Paralysie générale caractérisée par la déchéance totale des facultés intellectuelles avec troubles graves de la motilité, de la sensibilité et de la réflectivité.* De nouveau, le traitement anti-syphilitique fut institué.

Janvier 1898. — L... est absolument calme. Il ne parle jamais si on ne l'interroge pas, demeure immobile et ne se déplace jamais de sa propre initiative pour satisfaire à ses besoins ; mais il est docile et se laisse diriger comme un enfant. La faiblesse mentale n'a d'égale que la faiblesse physique.

Mars 1898. — L... est absolument incapable de se soutenir sur ses jambes qui sont le siège d'un œdème très accusé. Il se met au lit pour ne plus le quitter. Des eschares apparaissent en différents points du corps, à la face antérieure de la jambe, au genou, au sacrum. Ces plaies se cicatrisent néanmoins.

Avril 1898. — Notre attention est attirée du côté de l'épaule gauche qui est le siège d'une déformation considérable qui, à l'examen, est reconnue occasionnée par une collection purulente. Une incision donne issue à une grande quantité de pus qui vient évidemment de l'articulation scapulo-humérale. Nous sommes aussi frappés par l'existence au niveau de la partie médiane de l'humérus gauche d'une saillie angulaire très prononcée dont la consistance est évidemment osseuse. Une saillie analogue et presque symétrique s'observe sur l'humérus droit. Nous pensons avoir affaire à des manifestations syphilitiques. Nous verrons, par la suite, ce qu'il faut penser de cette interprétation.

Mai. — L'articulation scapulo-humérale fournit toujours du pus et les dégâts produits par cette suppuration sont considérables. Un nouveau symptôme apparaît : la paralysie des extenseurs de la main droite et l'atrophie de ces mêmes muscles. Attitude du membre caractéristique. A gauche, tous les muscles du bras et de l'avant-bras sont frappés de paralysie. Le deltoïde est atrophié.

Juin. — La paralysie a gagné tous les muscles du bras droit et de l'épaule droite. Ces muscles sont considérablement atrophiés. A gauche, l'atrophie est encore plus avancée. La suppuration continue. Des signes de tuberculose pulmonaire se manifestent.

Le malade se traîne misérablement jusqu'au mois d'octobre. L'amaigrissement est effrayant. Les troubles trophiques ont occasionné des eschares en différentes parties du corps. Les membres supérieurs sont complètement atrophiés, et l'atrophie empiète sur les muscles de l'épaule. Les membres supérieurs sont très œdématiés. L... succombe le 20 octobre 1898.

NÉCROPSIE ET EXAMEN MICROSCOPIQUE. — Dans le poumon gauche nous trouvons des tubercules disséminés ; mais il n'y a ni foyers de ramollissement, ni cavernes.

Après l'examen des viscères thoraciques et abdominaux, nous ouvrons l'articulation scapulo-humérale du côté gauche, celle qui avait si abondamment suppuré pendant la vie. La tête humérale baigne en effet dans le pus. Son tronc spongieux est à nu par suite de la destruction du cartilage. La capsule articulaire est désinsérée. Nous séparons l'humérus de ses insertions musculaires afin de mieux reconnaître la forme de l'exostose qui faisait saillie sous la peau. Et d'abord nous excisons une lamelle osseuse au niveau de la tête humérale, avec l'intention de la confier au Dr Rispal qui, disons-le tout de suite, a bien voulu se charger de la placer sous la peau d'un cobaye qui, par la suite, devint tuberculeux Quant à l'exostose, elle siège à l'union du tiers moyen avec le tiers inférieur de l'humérus. Elle offre une base élargie, une arête de trois centimètres environ et faisant une saillie de un centimètre et demi. Elle est formée d'un tissu spongieux dont l'aspect est exactement celui de la tête humérale dénudée.

L'humérus droit séparé aussi du tronc et des muscles présente une exostose qui siège un peu plus haut et en dehors par rapport à l'os. Elle est en outre de volume double, de forme rectangulaire avec trois aiguilles osseuses aux trois angles libres. Ces pièces anatomiques nous ont paru assez intéressantes pour être préparées et conservées. Les exostoses n'ont pas été soumises à un examen microscopique. Des fragments nerveux sont recueillis des deux côtés, dans le plexus brachial, dans la continuité et la terminaison de ses branches principales, placées soit dans l'acide osmique, soit dans le bichromate d'ammoniaque.

Dans la moelle, nous notons de la pachyméningite et des dépôts calcaires, une congestion intense des vaisseaux de la pie-mère spinale qui est épaissie et blanchâtre. Des fragments sont pris dans les régions cervicale et lombaire et placés dans l'alcool à 95° en vue du Nissl.

Dans le cerveau, nous trouvons, poussés à un degré extrême, tous les signes macroscopiques de la paralysie générale. La pie-mère très épaissie et très blanche adhère intimement à l'écorce grise sous-jacente. En aucun point, elle ne se détache avec facilité et sur de grandes étendues de la surface des lobes pariétaux, temporaux et frontaux ; on fait suivre, en même temps que la pie-mère, une lame de substance grise. Des fragments d'écorce, recouverte de pie-mère, pris en différentes régions et notamment dans le lobule paracentral sont placés dans l'alcool. Le cerveau, moins ces fragments, est mis dans le bichromate d'ammoniaque.

Dans le cervelet, la pie-mère est également épaissie et adhérente. Les deux lobes séparés, on aperçoit le quatrième ventricule tapissé de granulations abondantes formant à ce ventricule un revêtement continu et rugueux. Sur toutes les parois ventriculaires d'ailleurs on retrouve de ces granulations.

Dans le cerveau, au microscope, nous reconnaissons les traces d'une méningo-péri-encéphalite intense. Les cellules pyramidales sont très altérées et baignent pour ainsi dire dans

une atmosphère de petites cellules, corpuscules névrogliques
ou leucocytes, nous ne savons exactement.

Les détails de cet examen du cerveau, pas plus que de celui
du cervelet, de la protubérance, du bulbe et de la moelle ne
seront pas ici reproduits en entier, puisque nous ne traitons pas
la question de l'anatomie pathologique de la paralysie générale.

Notons seulement que, dans le renflement cervical, il n'existait
aucune lésion qui put être incontestablement mise sur le
compte de la tuberculose.

Les nerfs périphériques présentaient des lésions analogues de
tous points à celles que nous décrivons comme susceptibles de
s'observer dans les névrites périphériques de nature tuberculeuse.

OBSERVATION III

Communiquée par le Dr ANGLADE à la Société de Neurologie de Paris,
séance du jeudi 1er février 1900.

SOMMAIRE. — *Homme de 26 ans, pourvu d'antécédents héréditaires
résaniques. Atteint de pleurésie, laquelle est bientôt suivie des
symptômes généraux de l'infection tuberculeuse.— Les sensations
pénibles résultant des troubles gastriques, les désordres de la
sensibilité périphérique donnent lieu à des interprétations délirantes de persécution, à des réactions agressives ; meurt persécuté, mélancolique. — Altérations considérables des nerfs
périphériques, dégénération-systématisée dans les cordons de la
moelle. — Lésions importantes des grandes cellules de l'écorce
du lobule paracentral.*

D..., 26 ans, célibataire, coiffeur, entré à l'asile de Toulouse
en août 1898.

Antécédents héréditaires. — Le père du malade est mort à
57 ans, après être demeuré infirme pendant quatre ans. Vrai-

semblablement, à la suite d'une première attaque apoplectique, survenue alors que le sujet était occupé à labourer ; une hémiplégie a persisté et le malade a succombé après de nouveaux ictus. La mère est bien portante, nerveuse. Dans la branche maternelle, on trouve un oncle aliéné. Deux frères et une sœur jouissent d'une parfaite santé.

Antécédents personnels. — D... a appris à lire et à écrire. Il s'est toujours montré d'une intelligence moyenne. A 7 ans, fièvre muqueuse? sans gravité. A 20 ans, D... est reconnu apte au service militaire et envoyé dans un régiment de chasseurs d'Afrique. En Algérie, D... dit avoir été éprouvé, dès son arrivée, par l'action débilitante du climat. Il se mit à boire de l'absinthe, matin et soir, sous prétexte de se donner des forces. Ayant constaté que cette habitude avait au contraire pour résultat de l'affaiblir en contrariant ses fonctions digestives, il cessa bientôt de faire usage de boissons alcooliques.

Dans le courant de la deuxième année de son séjour en Afrique, D... entre à l'hôpital d'Alger avec une pleurésie qui nécessite une thoracentèse, laquelle amène l'évacuation de 450 grammes de liquide. A la même époque, D .. dit avoir éprouvé des douleurs rhumatismales dans tout le corps. Il précise cependant que ces douleurs étaient surtout vives dans les membres inférieurs, aux deux jambes mais en particulier dans la jambe gauche. Il y eut dans les deux membres de l'œdème. Ces symptômes auraient disparu sous l'influence d'une médication révulsive (pointes de feu, frictions alcooliques, etc.). D... sort de l'hôpital pour retourner en France, avec un congé de convalescence. Il est maintenu dans cette situation militaire jusqu'à la libération de sa classe : en sorte qu'il n'a pas été réformé.

Dans sa famille, où il arrive dans un état de santé satisfaisant, D. . se montre peu communicatif, taciturne, ombrageux. Il vit en mauvaise intelligence avec sa mère, partage son temps entre le travail des champs et les exigences de sa profession de coiffeur. Sa santé physique s'altère manifestement. Dans l'intention louable de le réconforter, le garde-champêtre donne à D... une bouteille de vieux vin « extra », du « rhum », selon l'expression du malade. D... déguste le vin et le trouve excellent ; puis tout à coup, aux champs, il éprouve des sensations pénibles au niveau de l'estomac et des membres inférieurs, sensations qu'il n'hésite pas à attribuer au vin du garde-champêtre. « Ce vin contenait du « Fowler » et du « phéniqué »; depuis le jour où j'en ai bu, je n'ai pas cessé de souffrir de mon estomac ; l'appétit a disparu, ma santé a périclité ». Une hallucination de l'ouïe confirme le malade dans sa croyance à l'action néfaste de ce vin. Il a entendu le garde-champêtre dire à des « gens dans la rue » qu'il avait essayé de l'empoisonner et qu'il renouvellerait sa tentative jusqu'à résultat. Dès lors, D... devient très méfiant. Il ne boit plus, prépare lui-même ses aliments, parce qu'il a la conviction que sa mère est d'accord avec le garde-champêtre pour favoriser son empoisonnement. Malgré tout, D... continue à souffrir, de son estomac notamment. L'intensité des sensations pénibles l'a poussé à une tentative de meurtre sur la personne du garde-champêtre auquel il en fait remonter la cause. Arrêté et incarcéré, il est l'objet d'une ordonnance de non lieu, et conformément aux conclusions du médecin expert, interné à l'asile de Toulouse.

A l'asile, D... ne fait aucune difficulté pour exposer son système délirant. Il s'exprime avec facilité et n'a point la physionomie d'un faible d'esprit. C'est un persécuté dont l'attitude est mélancolique, mais dont le passé prouve qu'il réagit violemment. Très calme et très docile à l'asile. Santé physique peu satisfaisante. Anorexie, amaigrissement. Signes généraux et locaux de tuberculose pulmonaire. La recherche du bacille de Koch dans les crachats donne cependant un résultat négatif.

26 février 1899. — D..., à la visite du matin, se plaint d'une sensation de chaleur vive dans les membres inférieurs. Il ressent « quelque chose qui brûle » depuis le genou jusqu'à l'extrémité des orteils. Un examen de la sensibilité, pratiqué séance tenante, nous montre que les sensibilités thermique et douloureuse sont conservées, qu'il existe même un degré notable d'hyperesthésie, que les membres inférieurs depuis le genou présentent une température plus élevée que celle du reste du corps. Cette différence est appréciable au toucher. Les réflexes rotuliens sont considérablement exagérés des deux côtés. Pas de troubles de la motilité, pas de paralysie ni de parésie, pas de contractures, ni d'atrophie. Les réactions électriques n'ont pu être recherchées.

Mars 1899. — D... accuse les mêmes symptômes au niveau des membres inférieurs. La marche est rendue difficile par ce fait que le malade croit marcher sur des pointes. Il n'y a pas, à proprement parler, de faiblesse musculaire. Les signes de la tuberculose se sont accentués. Les crachats sont farcis de bacilles de Koch. L'état général devient rapidement très mauvais.

Avril. — Le malade est alité, parle peu, ne rend compte de ses impressions pénibles que s'il est sollicité. On apprend alors que les mêmes troubles de la sensibilité persistent dans les membres inférieurs sans se compliquer d'aucun trouble de la motilité.

Juillet 1899. — D... est arrivé progressivement au dernier terme de la cachexie tuberculeuse. Il succombe le 8.

Nécropsie. — *Examen macroscopique*. — Lésions banales de tuberculose pulmonaire et d'infections secondaires dans les viscères.

L'examen macroscopique du *cerveau* permet de constater un léger épaississement de la pie-mère qui adhère, par places, à la substance grise sous-jacente, laquelle est manifestement ramollie. A cela se bornent les constatations macroscopiques. Des fragments d'écorce sont mis dans l'alcool à 95°.

La *moelle* est entourée d'une dure-mère épaissie, intérieurement tapissée par de fausses membranes de pachyméningite. L'organe lui-même est ramolli à sa partie dorsale surtout. Des fragments sont immédiatement prélevés et placés dans l'alcool à 95°, le sublimé et le Flemming, pour y être fixés. Ce qui reste de la moelle est placé dans le bichromate d'ammoniaque.

Les filets terminaux des *nerfs tibiaux*, les troncs de ces
mêmes nerfs et celui du sciatique sont mis dans l'acide osmique
à 1 p. 100 ou le bichromate.

EXAMEN MICROSCOPIQUE. — *Nerfs :* Dans les nerfs, dissociés
après fixation dans l'acide osmique, on peut voir des altérations
considérables. Les fibres nerveuses sont altérées dans une très
forte proportion. La myéline y est fragmentée, réunie en amas
de diverses formes ou bien absente sur toute l'étendue d'un ou
plusieurs segments interannulaires. Il est facile de retrouver,
sur une seule de nos préparations, tous les modes d'agglomé-
ration ou de fragmentation de la myéline qui ont été décrits :
gouttelettes, granulations, boules, amas de toutes formes et de
volume variable.

Le protoplasma a proliféré dans quelques segments où il
remplace la myéline; mais le plus souvent il disparait avec elle.

Les noyaux sont au nombre de deux, quelquefois trois, rarement davantage dans un même segment.

Les cylindraxes sont ininterrompus et persistent souvent
seuls sous la gaine de Schwann qui s'est affaissée sur eux après
la disparition de la myéline et du protoplasma. Les quelques
ruptures de cylindraxes, qui se voient dans la préparation, sont
peut-être artificielles.

Une coupe transversale pratiquée sur le tronc du *nerf tibial*
antérieur permet de voir un épaississement notable du tissu
conjonctif périvasculaire, au milieu desquels se voient des
vaisseaux à parois altérées. Les artères sont épaissies par suite
d'endartérite et de périartérite. Les parois veineuses sont infil-
trées de petites cellules rondes. Mais ici la lésion artérielle est
plus accusée que la lésion veineuse, contrairement à ce que nous
observerons dans la moelle. Dans chaque faisceau, quelques
fibres seulement ont perdu leur myéline, et, somme toute, les
altérations myéliniques ne sont ici comparables en aucune
façon à celles que nous avons reconnues dans les dernières
ramifications nerveuses.

Une coupe longitudinale pratiquée sur le tronc du *sciatique* laisse voir des altérations interstitielles et parenchymateuses plus accusées.

Moelle. — On y observe des lésions cellulaires et des dégénérescences fasciculaires ; celles-ci très évidentes et remarquables par leur systématisation.

Des coupes, provenant des centres lombaires du mouvement des membres inférieurs, traitées par la *safranine rein* après fixation à l'alcool, procédé qui nous paraît avoir des avantages sur la méthode de Nissl-Unna que nous avions coutume d'employer ; ces coupes, disons-nous, laissent voir des processus plus ou moins avancés de chromatolyse centrale avec migration des noyaux. Il ne semble pas que la substance achromatique soit gravement atteinte puisque les éléments cellulaires ont gardé leurs formes générales.

Dans le cordon postérieur, et sur toute la hauteur de l'axe médullaire, on peut voir, même à l'œil nu, une zone de dégénérescence, qui dessine un triangle à base postérieure et dont les limites sont d'autant plus nettes que l'on remonte plus haut.

A la région cervicale, les fibres du cordon de Goll sont seules dégénérées et la systématisation dégénérative est frappante. On peut se rendre compte, avec divers grossissements, que la myéline, raréfiée à la région lombaire, a presque totalement disparu à la région cervicale dans la zone indiquée. La coloration à la safranine et l'imprégnation au nitrate d'argent nous ont permis de constater qu'il s'est effectué, à la même place, une prolifération névroglique.

Ajoutons que quelques fibres sont dégénérées dans le faisceau pyramidal direct et dans les racines postérieures ; que l'on observe, au pourtour de la moelle, une infiltration de petites cellules rondes, qui pénètrent dans quelques interstices seulement ; que la leptoméningite est évidente. Signalons enfin, et avec une mention spéciale, les lésions de phlébite qui se voient sur la section des deux troncs veineux antérieur et postérieur. Cette phlébite est de tous points comparable à celle qui a été considérée par quelques auteurs comme spécifique de la syphilis médullaire. Ce serait une analogie de plus entre les lésions de la tuberculose et celles de la syphilis. Le fait, en tout cas, vaut la peine d'être retenu.

Cerveau. — Dans l'écorce grise, les cellules pyramidales sont le siège de processus de chromatolyse peu accentuée et encore moins caractéristique.

Tels sont les premiers résultats que nous avait fourni l'examen des différentes régions du cerveau de D... Ne nous tenant point pour satisfait, surtout après les constatations qu'il nous avait été donné de faire sur d'autres cerveaux de tuberculeux, nous procédâmes à un deuxième examen avec des procédés de coloration plus parfaits, si bien que dans le lobule paracentral la lésion des grandes cellules pyramidales nous apparut évidente. Sur un grand nombre de préparations il est difficile de compter quelques cellules saines. Au reste, c'est d'après une de ces préparations que la planche II a été dessinée et la description plus détaillée des altérations cellulaires se retrouvera au chapitre de la discussion des faits.

OBSERVATION IV

(Inédite)

Communiquée par le Dr ANGLADE.

SOMMAIRE. — *Fille de 24 ans, sans antécédents héréditaires connus. — Devenue persécutée à un âge ou on ne le devient pas sans cause occasionnelle grave. — Le délire interprète des sensations olfactives et gastriques ; celles-ci résultant peut-être de troubles viscéraux d'origine tuberculeuse. — Le délire croît avec les progrès de l'infection. — Au microscope, formation cavitaire dans la moelle cervicale : cavité indépendante de l'épendyme, paraissant s'être formée autour d'un vaisseau et circonscrite par de la névroglie. — Dans les cornes antérieures et dans l'écorce grise du cerveau, dégénérescences cellulaires.*

C..., 24 ans, célibataire, sans profession, entre à l'asile de Toulouse le 6 février 1897.

Antécédents héréditaires. - Sa mère est décédée en 1891, succombant à une affection pulmonaire mal définie. De ce côté maternel, on ne rencontre aucune tare vésanique ou névropathique.

Le père a toujours été nerveux ? Il est aujourd'hui immobilisé par des douleurs prétendues rhumatismales : infirme en tout cas.

Antécédents personnels. — C... a toujours présenté de la mobilité dans les idées. Douée d'une intelligence moyenne, elle a de tout temps été incapable d'une application au travail et est arrivée à ce jour sans avoir une profession.

Depuis quelques mois, les personnes de son entourage ont bien remarqué des symptômes de dérangement cérébral. La mobilité des idées, l'irritabilité étaient devenues plus grandes ; puis des idées franchement délirantes de persécution sont apparues, entraînant des réactions violentes. Cette circonstance a déterminé l'internement.

A son arrivée à l'asile, la malade ne fait aucune difficulté pour exposer son délire. Elle éprouve même un soulagement et une satisfaction visibles à raconter les persécutions dont elle a été l'objet. « Depuis longtemps, dit-elle, mes voisines et mes amies m'en voulaient sans motif. Une d'entre elles, que je nomme, se plaisait à me jeter constamment des poudres et de mauvaises odeurs à la face, à me mettre du soufre dans les aliments. J'en étais fortement incommodée et, un jour, j'ai protesté en lançant à cette jeune fille un coup de pied. » C... s'exprime avec volubilité, passe d'une idée pénible à une idée gaie, mais revient avec insistance sur les sensations pénibles que lui faisait éprouver l'absorption intempestive du soufre. Dans l'estomac, c'était une douleur sourde et des digestions laborieuses. Dans la gorge, une sensation pénible d'âcreté, et, dans le nez, des picotements produits par des émanations fortes lancées avec un appareil de caoutchouc. Tout cela, ajoute C..., a altéré mon tempérament et de « grosse et fraîche » que j'étais, je suis devenue sèche. De fait, la malade paraît avoir maigri en ces derniers temps. Le

certificat délivré par nous le lendemain de l'admission porte :
« Mélange d'idées de persécution et d'idées hypocondriaques
entretenues les unes les autres par des troubles de la sensibilité
générale et spéciale. »

22 février. — Un nouvel interrogatoire permet de constater la
persistance des idées délirantes signalées au moment de l'entrée.
C... a été très surexcitée pendant cette quinzaine. Désordonnée
dans sa tenue et dans ses actes, elle a retrouvé parmi les personnes de son nouvel entourage d'autres persécutrices qui s'y
prennent, dit-elle, de la même manière pour la faire souffrir. En outre, la malade fait des difficultés pour s'alimenter
sous prétexte qu'on veut l'empoisonner. Elle repose peu la nuit
malgré l'administration d'hypnotiques, tels que le sulfonal, le
chloral, etc. Épuisée par ce manque de repos et une alimentation insuffisante, C... s'amaigrit progressivement. Nous décidons
d'intervenir avec la sonde pour assurer une alimentation plus
régulière. Cette détermination décide la malade à se nourrir un
peu mieux.

1898. — L'état mental de C... est sensiblement le même.
Alternatives d'excitation et de dépression accompagnées de
désordre des actes. A travers l'incohérence et le désordre très
marqué des idées, il est facile de se rendre compte que les idées
de persécution persistent, que la malade se croit toujours
empoisonnée. Aux hallucinations du goût et de l'odorat sont
venues se joindre des hallucinations psychomotrices. C... entend
une voix partir de son estomac, remonter dans sa poitrine, sortir
et s'exprimer par sa bouche en disant des choses qu'elle ne veut
pas dire. Le trouble sensoriel est ici très net. L'état général est
d'ailleurs stationnaire, c'est-à-dire peu satisfaisant. L'alimentation un peu plus régulière.

1899. — C... n'abandonne aucune de ses conceptions délirantes, s'excite sans cesse et proteste contre les agissements de
ses ennemis imaginaires.

Février 1899. — L'état général est devenu franchement
mauvais. Nous obtenons, non sans difficulté, que la malade

s'alite et se soumette à un examen, qui nous donne la conviction que la malade présente de la tuberculose du sommet gauche où se notent tous les signes d'une induration pulmonaire. L'examen des crachats vérifie notre diagnostic.

A dater de ce moment, l'état physique décline rapidement. La malade ne fait aucun effort pour se nourrir, regurgite ses aliments et voit dans ces effets l'influence de plus en plus néfaste des poisons qu'on lui a fait absorber.

Septembre 1899. — C... est alitée, considérablement amaigrie, déprimée au point de vue mental et incapable même d'exprimer ses conceptions délirantes.

La cachexie tuberculeuse progresse dès lors plus lentement puisque la malade a pu vivre jusqu'en février 1900.

NÉCROPSIE. — Dans les viscères thoraciques et abdominaux, nous trouvons les lésions banales de la tuberculose pulmonaire. Le poumon gauche est tranformé en de vastes cavernes et le poumon droit, caverneux au sommet, est farci de tubercules sur toute sa hauteur.

Dans la cavité cranienne, nous nous trouvons d'abord en présence d'une dure-mère normale dont les vaisseaux ne sont pas injectés. La pie-mère est également exsangue, mais elle est sensiblement épaissie, opalescente et parsemée de plaques et de traînées blanchâtres. Elle se laisse soulever si l'on procède avec précaution, car elle semble collée contre la substance grise sans toutefois avoir contracté avec elle de véritables adhérences. Sur les parois ventriculaires on aperçoit de fines granulations. Des coupes de Pitres et de Flechsig ne donnent lieu à aucune constatation intéressante. De petits fragments de l'écorce sont prélevés au niveau du lobe frontal, de la pariétale ascendante, du lobule paracentral, du lobe occipital et immédiatement plongés dans l'alcool à 95° pour y être fixés en vue de la coloration de Nissl.

Dans le cervelet, dans la protubérance, dans le bulbe, rien de grossièrement anormal. Des fragments de ces divers organes sont également recueillis.

Le canal rachidien ouvert, nous sommes en présence d'une dure-mère spinale normale sous laquelle nous trouvons une moelle ramollie surtout dans la région dorsale, affaissée sur elle-même à la région cervicale. Des fragments pris au niveau des régions cervicale et lombaire sont placés dans l'alcool à 95° et le Flemming. Le névraxe et ses enveloppes sont placés dans le bichromate d'ammoniaque.

Les nerfs périphériques n'ont pas été recueillis.

EXAMEN MICROSCOPIQUE. — Dans la moelle, après quelques jours seulement de fixation au bichromate d'ammoniaque, des sections pratiquées à diverses hauteurs du névraxe pour faciliter la fixation et la pénétration du bichromate, nous firent voir une dilatation considérable du canal de l'épendyme. Cette dilatation commençait au niveau de la première paire dorsale, allait en augmentant à mesure que nous remontions vers la région cervicale, atteignait un maximum de dilatation, puis allait en diminuant et semblait se terminer dans un point de la substance blanche correspondant à celui où elle avait commencé et au niveau de la deuxième paire cervicale.

Disons tout de suite que cette cavité, examinée à l'aide de coupes en séries, représente une énorme dilatation fusiforme dont les deux extrémités du fuseau correspondent à la première paire dorsale et à la deuxième cervicale. La formation cavitaire a commencé au niveau d'un vaisseau qui normalement sillonne l'intérieur du cordon postérieur, un peu en arrière de la zone cornue commissurale, et qui est sans doute une émanation directe de l'artère du sillon intermédiaire. Le microscope indique qu'il s'est fait, autour d'une artère et d'une veine accolées en cet endroit, des néoformations névrogliques en même temps que des destructions nerveuses. Puis cette formation névroglique a vraisemblablement dégénéré elle-même ; d'où est résultée la cavité nouvelle. Il s'agit bien d'une cavité nouvelle et non d'un épendyme dilaté ; car, par sa paroi antérieure, la cavité arrive bien au contact de la paroi postérieure du canal de l'épendyme, mais n'entre pas en communication avec lui. La paroi, d'ailleurs, est manifestement constituée par des cellules et des fibres névrogliques. Autour de la cavité, tous les organes du névraxe ont souffert ; les fibres nerveuses environnantes sont entièrement dépourvues de névroglie, et les premières cellules de Clarke sont évidemment dégénérées. Dans les cornes antérieures, les altérations des cellules radiculaires de la région cervicale sont, d'une manière générale, plus accusées que celles de la région lombaire. Partout cependant, on rencontre des noyaux vacuolisés, des cellules en voie de chromatolyse, d'autres déformées, privées de prolongement avec un noyau déplacé ou absent.

Il n'existe pas d'ailleurs de dégénérescence systématisée des faisceaux blancs non plus que la myélite diffuse. A peine un degré d'inflammation de la pie-mère dont les vaisseaux sont épaissis et une prolifération plus accentuée du réseau névroglique péri-médullaire.

Passons sur les lésions observées dans le bulbe et la protubérance pour arriver à celles qui nous intéressent plus spécialement.

Il y a partout, dans les divers fragments de l'écorce, des altérations cellulaires. Celles de l'écorce du lobule paracentral sont les plus évidentes. Ce qui frappe d'abord, c'est la vacuolisation du noyau. Le nucléole n'est pas au centre ; il s'est réfugié dans la parcelle de substance chromatique qui persiste encore. Cependant le noyau a presque toujours conservé sa forme arrondie ; sans doute parce que la trame fibrillaire achromatique de la cellule n'a pas disparu. En revanche, les prolongements sont augmentés de volume à leur origine puis s'interrompent brusquement après un court trajet. La substance chromatique est presque partout réduite à quelques granulations ou à quelques masses agglomérées à l'entrée des prolongements protoplasmiques. Les cellules pyramidales sont plus altérées et en plus grand nombre au voisinage des vaisseaux. L'écorce est recouverte d'un réseau névroglique plus abondant. La pie-mère est le siège d'une infiltration nucléaire assez intense.

OBSERVATION V

(Inédite)

Communiquée par le Dr ANGLADE.

SOMMAIRE. — *Femme de 33 ans, dont les antécédents héréditaires sont inconnus.— Demeurée mélancolique et persécutée, ses idées de persécution semblent toujours traduire des impressions pénibles résultant d'un mauvais fonctionnement gastrique. — Les désordres viscéraux, objet d'interprétations délirantes, peuvent être imputés à la tuberculose bien qu'elle ait été diagnostiquée tardivement. — A la nécropsie et au microscope, lésions du système nerveux cérébro-spinal. — Dans la moelle : lésions des enveloppes du réseau névroglique, des vaisseaux, des tubes nerveux, des cellules. — Dans le cerveau : lésions graves des cellules pyramidales. — Proliférations névrogliques.*

K..., 33 ans, célibataire, cuisinière, entre à l'asile de Toulouse le 13 avril 1893. Elle est transférée des asiles de la Seine. Son internement date de décembre 1892, et le certificat, établi à l'admission par M. Magnan, porte : « Dépression mélancolique avec signes d'affaiblissement intellectuel, hallucinations de la vue et de l'ouïe. Idées de persécution. Extrême incohérence des propos ».

L'état mental ne paraît pas s'être beaucoup modifié depuis. K... accuse des sensations pénibles qu'elle interprète dans le sens de son délire; se dit empoisonnée par les mauvaises odeurs et les mauvais aliments, prétend qu'on la nourrit avec de la chair humaine, qu'on l'électrise et qu'on l'injurie grossièrement. La malade raconte ses persécutions en termes tantôt violents et tantôt résignés. Son attitude varie d'un instant à l'autre. On la voit alternativement déprimée, mélancolique ou bien excitée et agressive. L'état général est satisfaisant. Néanmoins la malade fait des difficultés pour s'alimenter sous prétexte qu'on lui présente de la chair humaine, et l'amaigrissement est notable.

En ce qui concerne les antécédents héréditaires, on ne peut

obtenir de la malade des renseignements dignes de foi. Le dossier n'en contient pas et la famille de la malade habite une des provinces annexées. Nous ne sommes pas mieux fixés sur les antécédents personnels. L'existence de la malade semble avoir été irrégulière si l'on en juge par les réminiscences dont sa conversation est émaillée.

Janvier 1894. — K... délire beaucoup, présente des hallucinations de l'ouïe, de l'odorat et du goût, tient des conversations avec des êtres imaginaires, reconnaît ses persécuteurs parmi les personnes de son entourage et se livre à des agressions. L'alimentation est toujours irrégulière et les idées délirantes d'empoisonnement en sont la cause. L'état général n'est pas très satisfaisant. La malade a une bronchite, mais ne consent pas à garder le lit ou à recevoir des soins. Cette maladie incidente traîne en longueur, puis guérit, nous ne pouvons dire dans quelle mesure.

Janvier 1895. — Les notes mensuelles signalent chez cette malade les mêmes impressions pénibles avec réactions violentes nécessitant une surveillance spéciale.

En avril 1897, nous trouvons notée une bronchite avec localisation phlegmasique dans le sommet gauche. L'examen des crachats ne révèle pas la présence du bacille de Koch.

En 1898, l'état mental semble s'améliorer au point que nous décidons d'occuper la malade à des travaux de buanderie. Le délire persiste très actif, mais les réactions sont moins violentes. Après trois mois de travail, il devient nécessaire de soumettre de nouveau la malade à une surveillance continue, car le délire est devenu plus actif et les agressions sont à craindre.

1899. — L'état mental est le même, mais l'état physique est inquiétant. K... s'alimente très irrégulièrement, vomit parfois ses aliments et met ce qui lui arrive sur le compte de ses persécuteurs. Elle parle toujours de la chair humaine qu'on lui donne en guise de viande d'alimentation. L'amaigrissement fait des progrès. La tuberculose est soupçonnée mais ne peut être vérifiée, ni par l'auscultation à laquelle la malade ne se prête pas, ni par l'examen des crachats qu'il est impossible d'obtenir.

Septembre 1899. — K... se plaint de douleurs dans les membres inférieurs et les attribue à des électrisations malveillantes. Elle accuse en outre une faiblesse dans les membres et demeure toujours dans une attitude accroupie. Les signes physiques sont de plus en plus suspects, mais il est impossible de procéder à un examen méthodique qui nous permette de contrôler nos soupçons de tuberculose.

Janvier 1900. — K... s'alite. La tuberculose pulmonaire est arrivée à un stade avancé. Les crachats sont farcis de bacilles de Koch. Au délire actif a succédé un état de dépression mentale avec seulement quelques bouffées d'excitation.

Février. — La malade se plaint sans cesse de douleurs dans les membres. Néanmoins les réflexes sont normaux. La sensibilité ne paraît pas troublée, autant du moins qu'on en peut juger étant donné l'état mental. Œdème des membres inférieurs.

20 février — La malade est arrivée rapidement à la dernière période de la cachexie tuberculeuse et succombe.

NÉCROPSIE. — Les poumons sont le siège de lésions tuberculeuses considérables sur lesquelles nous n'insistons pas non plus que sur les lésions viscérales qui se rencontrent en pareil cas, notamment dans le foie, le rein et le cœur.

Le crâne ouvert et la dure-mère incisée, nous voyons sur la face interne de celle-ci un mince feuillet de pachyméningite se détachant aisément. La pie-mère est épaissie, parsemée de traînées blanchâtres, très légèrement adhérente à la substance grise qui paraît ramollie. Des fragments sont prélevés au niveau du lobe frontal, du lobule paracentral et du lobe occipital, et placés dans l'alcool à 95° et le Flemming pour y être fixés.

Le cervelet ne présente aucune lésion macroscopique; des fragments de son écorce sont recueillis dans les mêmes conditions

Le plancher du quatrième ventricule est recouvert de granulations réalisant l'aspect connu sous le nom de *langue de chat*.

La dure-mère spinale est extrêmement épaissie à la région cervicale où il existe une véritable pachyméningite hypertrophique. Sur toute la hauteur de l'axe médullaire, la face interne de la dure-mère est tapissée par des feuillets analogues à celui que nous avons rencontré dans le cerveau. On y rencontre en outre des plaques calcaires dont quelques-unes aux régions lombaire et dorsale sont très étendues. Des fragments de bulbe et de moelle prélevés au niveau des renflements cervical et lombaire sont placés dans l'alcool et le Flemming. La plus grande partie de la moelle avec ses enveloppes est placée dans le bichromate d'ammoniaque.

EXAMEN MICROSCOPIQUE. — Des coupes de l'écorce grise laissent voir d'abord un épaississement de la pie-mère dans les lames de laquelle s'infiltrent une quantité considérable de jeunes cellules. Les vaisseaux sont épaissis. Dans les veines, on observe un degré notable de phlébite.

Sous la pie-mère, il est manifeste que le réseau névroglique est hyperplasié sur tout le pourtour de la moelle, et de ce réseau partent de grosses travées qui pénètrent à travers les faisceaux blancs. Au niveau de la région cervicale, nous avons appliqué, après fixation au Flemming, une méthode de coloration qui consiste à traiter les coupes à froid par un mélange de safranine et de violet de rosaniline, puis à faire agir rapidement une solution de carmin d'indigo picriqué. Cette méthode, qui nous a été inspirée par la pratique du D^r Ch. Morel, n'est point d'une fidélité à toute épreuve. Elle est capricieuse comme le Golgi. Dans ce cas, cependant, elle nous a permis de bien voir l'état de la névroglie, de suivre ses plus fines travées. C'est ainsi que nous avons pu voir à la région cervicale, dans une zone de dégénérescence fasciculaire assez bien limitée dans chaque faisceau postérieur par le trajet de l'artère du sillon intermédiaire, nous avons pu voir à ce niveau une forte travée névroglique d'où se détachaient des travées plus fines à fibres grêles et granuleuses. Ces travées enserraient les tubes nerveux et surtout les vaisseaux. Il semble que leur étreinte ait déterminé l'issue, hors des tubes, des gaines de myéline que l'on voit agglomérée par masses disséminées à travers la zone dégénérée. Un grand nombre de fibres sont ainsi privées de leur myéline ; les cylindres fortement colorés en rouge sont intacts.

Dans la substance grise, c'est encore une hyperplasie névroglique que nous trouvons autour du canal de l'épendyme envahi par des masses nucléaires qui s'infiltrent également dans la profondeur de ses parois.

Dans cette substance grise, la méthode de Nissl modifiée par nous, en nous inspirant encore des procédés du Dr Ch. Morel, la méthode de Nissl, disons-nous, permet de constater des altérations cellulaires importantes. Dans les cornes postérieures d'abord, il est manifeste qu'une forte proportion des cellules a subi des dégénérescences. Il en est ainsi dans la colonne de Clarke. Mais la structure de ces cellules est sujette à de telles variations qu'il ne faut point trop s'arrêter à des constatations qui ne sauraient offrir toutes les garanties désirables.

Il n'en est pas de même des cellules radiculaires antérieures. A la région lombaire surtout, mais aussi à la région cervicale, ces cellules radiculaires, sont certainement altérées. Il y a des cellules malades dans tous les groupes cellulaires et dans chaque groupe on peut voir quelques éléments atteints de chromatolyse. D'autres plus rares sont déformés, privés de leurs prolongements. La chromatolyse semble débuter plus souvent par la périphérie Les masses chromatiques se rassemblent autour du noyau et l'on voit un bloc fortement coloré masquant le noyau. Puis elles se résorbent peu à peu. La substance chromatique disparue, la trame achromatique se désagrège, la cellule perd sa forme, le noyau émigre. On observe bien cependant sur quelques cellules des exemples de chromatolyse périphérique.

Dans l'écorce grise du cerveau, les lésions cellulaires sont de tous points comparables à celles que l'on trouvera figurées au cours de ce travail. La description qui en sera faite leur est applicable. Disons seulement que dans le compte-rendu de l'examen microscopique de l'écorce, le Dr Anglade, après avoir décrit les altérations cellulaires, insiste sur l'inflammation de la pie-mère, la prolifération de la névroglie et l'infiltration dans l'écorce d'une grande quantité de corpuscules qui semblent jouer vis-à-vis des éléments nerveux le rôle de neuronophages. En sorte qu'il se passe là quelque chose d'analogue à ce que le Dr Anglade a rencontré dans l'écorce des épileptiques[1] en état de mal, des éclamtiques[2] ayant succombé après une série de crises.

OBSERVATION VI

(Personnelle)

SOMMAIRE. — *Homme de 46 ans, atteint de tuberculose dont l'évolution a été très lente et dont le début ne peut être fixé. Atteint de névrite des membres inférieurs depuis l'âge de 21 ans; névrite qui se caractérise aujourd'hui par la parésie des extrémités des orteils, et la paralysie des muscles péronniers, etc.; névrite qui ne peut être légitimement imputée à l'alcoolisme et relève vraisemblablement de la tuberculose. Débile, pris longtemps pour un paralytique général.*

R..., 46 ans, célibataire, cordier, né à Mulhouse.

Antécédents héréditaires. — Aucun renseignement précis. Mère morte en lui donnant le jour. Trois frères : l'un mort de choléra au Tonkin, à l'âge de 19 ans, le second de mort subite, le troisième vivrait encore. Trois sœurs, dont une serait vivante et en bonne santé.

---

(1) Anglade et A. Rispal. État des cellules nerveuses chez un épileptique mort en état de mal. IXe Cong. des méd. al. et neurol. de France et des pays de langue française, 1 au 6 août 1898, Angers. *Revue neurol.* 6e année, no 16, 30 août 1898, p. 589.

(2) Anglade et Poux. Les cellules de l'écorce grise du cerveau dans l'éclampsie, Xe Congrès des méd. al. et neurol. de France, 4 au 8 avril 1899, Marseille, séance du 7 avril. *Comptes-rendus*, 1899, p. 520.

Antécédents personnels. — R .. vit à Montpellier jusqu'à l'âge
de huit ans. Puis, il revient à Mulhouse auprès de son père. Pas
de maladie dans l'enfance ou l'adolescence. A vingt ans, il s'en-
gage dans la légion étrangère.

Peu de temps après son arrivée en Afrique, R... contracte la
fièvre typhoïde. Il séjourne six mois à l'hôpital militaire. Après
trente jours de convalescence, passés à Oran, il reprend son
service, mais au bout de six mois il est de nouveau malade ; il
souffre de ses jambes.

Un matin de brouillard, il éprouve aux jambes, pendant qu'il
était à la cible, des douleurs qu'il compare à celles que produi-
raient des coups d'épingles. « En rentrant du champ de tir, je
ne pouvais pas marcher ; je sentais aux pieds et aux jambes
comme des piqûres d'épingles. » Ces douleurs étaient surtout
accusées au niveau des articulations du pied et à la partie antérieure de la jambe. Elles étaient presque nulles au niveau de
l'articulation du cou de pied ainsi qu'à la partie interne des
jambes. « A l'hôpital on m'enveloppe les pieds et les jambes
avec de la farine de moutarde ; ça me piquait énormément et ça
sentait très mauvais. Les médecins disaient que c'était du rhu-
matisme. »

Cet état nécessite un séjour de six mois à l'hôpital, puis R...
reprend son service, mais il continue à éprouver de la faiblesse
dans les jambes et sa marche devient irrégulière. Ses supérieurs
s'en aperçoivent et lui donnent un emploi peu fatiguant jusqu'à
l'expiration de son congé.

R... n'a jamais bu de l'absinthe ni de l'eau-de-vie. Il buvait
quelquefois de la bière. Telles sont du moins les affirmations du
malade dont la sincérité peut-être mise en doute. Arrivé à Paris,
son service militaire terminé, R... mène pendant trois mois une
existence misérable. Il trouve enfin une place de garçon d'office
et remplit sans trop de difficultés quelque temps ses nouvelles
fonctions. Mais les troubles de la marche s'étaient accentués.
Il tombe dans la rue. On le transporte à la Charité pour une
entorse au pied. A la Charité, R. . a des *attaques épileptiformes?*
et il est transféré à l'asile de Vaucluse en 1891 où, dans un

premier certificat, M. Boudrie note, au point de vue mental :
« de l'affaiblissement intellectuel avec incapacité générale ;
« conscience à peu près nulle de ses actes et de sa situation ;
« diminution de la mémoire, confusion dans les idées. Léger
« embarras de la parole, constitution misérable et affaiblie ».
Dans le certificat de quinzaine nous lisons : « R... présente de
l'affaiblissement intellectuel avec confusion dans les idées et
diminution de la mémoire. Les attaques épileptiformes
signalées dans le certificat médical de la Charité ne se sont
pas produites jusqu'à présent. D'ailleurs assez calme et facile
à diriger, cet homme serait aussi bien dans un hôpital où il
pourrait continuer à recevoir les soins que nécessite une
phthisie pulmonaire assez avancée ».

C'est avec ce dossier que R... nous arrive à l'asile de Toulouse
où nous nous demandons tout de suite pourquoi il y a été
transféré, étant donné les termes du certificat du Dr Boudrie.
Ces termes sont d'ailleurs en tous points justifiés. R... est bien
un débile incapable de se suffire au dehors en raison de sa
faiblesse mentale et de son impotence physique, mais non un
aliéné au sens proprement dit. Mais il faut croire que les néces-
sités sociales sont telles que ces sortes de malades ne peuvent
être hospitalisés ailleurs, et, dans un but d'humanité, nous
gardons R .. dans notre service où il est encore.

R..., avons-nous dit, est un débile qui s'exprime en bégayant.
C'est sans doute ce bégaiement qui a été pris pour de l'embarras
de la parole et a fait soupçonner la paralysie générale. Les
soupçons n'ont pas été confirmés. L'état général est peu satisfaisant. R..., malgré ses affirmations, ne jouit pas d'une bonne
santé. Il est phthisique, et l'examen des crachats nous permet
de l'affirmer ; mais nous ne pouvons savoir à quelle époque
approximativement le malade a présenté les premiers symptômes de la tuberculose. Nous ne pouvons pas nous renseigner
avec plus de précision sur la nature des attaques que R... aurait
présentées à la Charité et qui sont qualifiées d'épileptiformes.
Outre ces constatations concernant l'état psychique et les
symptômes pulmonaires, notre attention est attirée tout de suite

du côté des troubles graves de la motilité des membres inférieurs. La démarche est difficile et présente des caractères par-
ticuliers. Pour faire un pas en avant, R... soulève brusquement
sa jambe pour l'élever à une distance exagérée au-dessus du sol.
Puis il la projette en avant et la laisse retomber sur le sol en
posant bruyamment le pied à plat. Cette façon de marcher
ressemble assez bien à ce qu'on a appelé le steppage. Si nous
recherchons la raison de cette manière de marcher, nous
constatons qu'elle résulte de la parésie de quelques muscles, de
la paralysie d'autres muscles. L'extenseur propre du gros orteil
et l'extenseur commun des orteils sont parésiés. Les péroniers
latéraux, le long et le court, sont absolument paralysés. Il en
résulte une chute du pied et l'impossibilité de le relever en
dehors. Pour marcher, R... ne pouvant soulever la pointe du
pied, soulève tout le membre et le lance en avant afin de mieux
placer son pied sur le sol. Pas de tremblements musculaires, ni
autres signes d'alcoolisme d'ailleurs.

Le réflexe rotulien est complètement aboli, le réflexe plantaire
est diminué. Les réflexes oculaires sont conservés.

La sensibilité est très émoussée. Le malade perçoit les diverses sensations, mais lentement. L'examen électrique n'a pu être
convenablement pratiqué, faute d'une installation.

Notre diagnostic fut ainsi formulé : « Névrite du nerf tibial
antérieur et du musculo-cutané dont la cause ne peut résider
que dans l'infection tuberculeuse dont le malade est atteint. »
Nous avions recours à la tuberculose pour l'étiologie de la
névrite, ne pouvant invoquer ni l'alcoolisme, ni une cause
toxique d'autre sorte.

Avril 1900. — Tel était l'état de R... au moment de son entrée
à l'asile de Toulouse, tel il est encore aujourd'hui. Les troubles
moteurs et sensitifs, les altérations de la réflectivité sont demeu-
rés stationnaires. Seule la tuberculose a progressé, conduisant
le malade à la cachexie, qui menace son existence.

OBSERVATION VII

(Personnelle)

SOMMAIRE. — *Jeune fille de 23 ans, atteinte de tuberculose d'un sommet. — D'abord hypocondriaque neurasthénique, devient maniaque et présente des hallucinations terrifiantes de la vue. — L'explosion de la manie semble arrêter la marche de la tuberculose — L'agitation s'atténue; l'infection reprend son cours. — La maladie mentale s'améliore et guérit après quelques journées d'excitation et de dépression. — La tuberculose continue d'évoluer avec des allures graves.*

J..., 23 ans, religieuse, entre à l'asile de Toulouse en octobre 1899.

Dans le bulletin médical très complet rédigé par le médecin traitant, il n'est pas fait mention de tares héréditaires. Nous y relevons seulement, que le père de la malade *aimait la boisson*.

Parfaitement douée au point de vue intellectuel et moral, J... a eu une conduite irréprochable et a acquis une instruction très soignée. Elle est titulaire du brevet simple, s'est consacrée à l'enseignement, est entrée en religion sans y être poussée par une dévotion exagérée. Elle apportait d'ailleurs dans la pratique de ses devoirs religieux autant de modération que de sincérité.

J... n'a été atteinte d'aucune maladie grave jusqu'à l'âge de 21 ans, époque à laquelle se sont manifestés les premiers symptômes d'une tuberculose pulmonaire au sommet gauche. Dès lors son caractère s'est peu à peu aigri, dit un des médecins qui l'ont soignée; elle devient *neurasthénique*, ajoute un autre, qui a également l'occasion de l'observer. Bref, dans les derniers jours du mois d'août 1899, on voit apparaître des signes non douteux d'exaltation cérébrale. La malade se lève la nuit, gesticule et parle avec incohérence. Elle accuse des hallucinations terrifiantes, voit des cadavres et croit qu'un mauvais œil la regarde et la suit sans cesse. En quelques jours, l'excitation devient violente. Elle nécessite l'emploi de moyens de contention énergiques; car

la malade très agitée, frappe et mord les personnes de son
entourage. Les fonctions d'ailleurs s'accomplissaient mal ; les
digestions surtout étaient mauvaises. « Une chose, qui m'a
frappé, écrit textuellement le médecin qui a rédigé le dernier
bulletin médical, c'est que cette malade qui présente des symptômes de phthisie pulmonaire non douteux, pour laquelle je l'ai
soignée pendant longtemps, va mieux depuis le début de son
affection mentale. »

Placée à la clinique d'observation de l'hospice de la Grave,
elle est reconnue atteinte d'excitation maniaque, puis évacuée
sur l'asile de Braqueville, « suffisamment améliorée, mais non
guérie », dit le certificat de M. le professeur Rémond.

A son arrivée à l'asile, J... est, en effet, assez calme, du moins
sa tenue est correcte. Elle fait quelques réponses exactes, puis
devient rapidement incohérente, passe d'une idée de persécution
à une idée mystique ou à une idée de grandeur. Il y a évidemment
de l'exaltation cérébrale, sans aucune trace de confusion mentale. L'état général nous paraît satisfaisant malgré l'amaigrissement et la raucité de la voie et des signes non douteux de
tuberculose du sommet gauche.

1er novembre 1899. — J... est plus surexcitée, plus désordonnée dans ses actes, plus incohérente dans ses propos. Elle
ne peut demeurer près de sa table de travail le jour, prend à
peine le temps de manger, gesticule et parle sans cesse ; se lève
la nuit et court après des fantômes imaginaires ou bien veut
remplir auprès des autres malades une mission consolatrice.
Sous prétexte de soigner ses compagnes, elle trouble leur repos
et s'épuise elle-même. Il est à remarquer que l'excitation devient
plus vive l'après-midi et la nuit, et cette exagération de l'exaltation semble coïncider avec l'élévation de la température occasionnée par l'infection tuberculeuse. Malgré tout, l'état général
se maintient satisfaisant.

Décembre 1899. — J... est maintenant déprimée, timide e
comme honteuse de son exaltation antérieure. Elle est aussi
plus fatiguée. Nous lui conseillons de garder le lit afin de lui

faire suivre un traitement anti-tuberculeux sévère. Elle accepte sans difficulté la suralimentation et les lavements créosotés.

Après deux semaines de traitement, J... demande à quitter l'infirmerie pour retourner à l'ouvroir. Elle s'y rend utile et s'occupe à des travaux de couture. La tuberculose fait des progrès malgré le traitement. L'examen des crachats montre qu'ils sont farcis de bacilles de Koch.

A cette période de dépression succède, en janvier, une courte période d'excitation légère, puis la malade s'améliore de nouveau au point de vue mental. Elle est parfaitement docile et laborieuse, se déclare suffisamment guérie mentalement pour retourner dans sa communauté où elle retourne en effet bientôt après.

Nous avons su depuis que son état mental se maintenait satisfaisant, mais que la phthisie pulmonaire évoluait avec rapidité.

CHAPITRE III

Comparaison et discussion des faits cliniques et anatomo-pathologiques.

———

Dans ces observations, nous allons essayer de puiser quelques enseignements au point de vue de la pathologie des névrites, des affections médullaires ou cérébrales qui relèvent de la tuberculose.

I

Les névrites tuberculeuses.

Cliniquement, les désordres apportés par la tuberculose dans les fonctions des nerfs périphériques sont dénoncés par des troubles de la sensibilité, de la motilité et de la réflectivité.

On a noté des hyperesthésies cutanées en plaques siégeant « aux mollets, aux cuisses, au cuir chevelu, surtout au thorax [1] » ; des anesthésies cutanées plus rares siégeant au nez, au dos de la main, aux doigts (doigt mort) [2]. Il n'est pour ainsi dire pas de phtisiques, dit Rendu [3], chez lesquels, à une période avancée de la maladie, il ne soit possible de constater un notable degré d'insensibilité tactile surtout prononcée à la face postérieure des avant-bras. Habituellement indolent. cet état s'accompagne parfois de fourmillements et de sensations pénibles que M. Raynaud a justement comparés à l'onglée. Rien de semblable n'est indiqué dans nos observations ; mais il faut tenir compte. du milieu spécial dans lequel nous avons observé et des difficultés dont s'entoure la recherche des troubles de la sensibilité chez les aliénés. Cependant nous serions disposé à ne considérer ces plaques d'hyperesthésie ou ces zones d'anesthésie que comme des manifestations d'une hystérie latente réveillée par la tuberculose.

Quoi qu'il en soit, un symptôme très fréquent dans la tuberculose est la névralgie. Souvenons-nous que les premiers auteurs qui ont écrit sur les troubles nerveux de la tuberculose ont particulièrement insisté sur les névralgies intercostales qui s'y observent. Leudet, Perroud, Dreyfous [4] ont parlé de la névralgie du cubital, du médian (Perroud), du radial, du crural, du petit sciatique (Leudet), etc.. — Enfin Leudet, Perroud, Friot et Landouzy. puis Peter [5] ont insisté sur l'origine tuberculeuse de quelques formes de névralgie simple ou double du grand sciatique.

---

(1) A. B. Marfan. Maladies des bronches, mal. chron. du poumon, mal. du médiastin, in *Traité de médecine* de Charcot, Bouchard, Brissaud, t. IV, p. 690, an. 1893.

(2) A. B. Marfan. *ibidem*.

(3) Rendu. Des anesthésies spontanées. Thèse d'agrég. 1875, p. 159.

(4) Dreyfous. Des névralgies chez les tuberculeux. *France médicale*, 1884, p. 784.

(5) Peter. *Clinique médicale*, t. II, p, 389.

Nous ne pouvons insister ici sur chacune de ces névralgies en particulier. Disons seulement que les nerfs les
plus ordinairement frappés sont, après les intercostaux,
ceux du plexus brachial et surtout, d'après Rudolf
Schmidt [1], la branche antérieure du premier nerf dorsal, le
vague et le sympathique, le récurrent, etc. Chacune de
ces névrites aurait droit à une étude spéciale. La névralgie du pneumogastrique, par exemple, pourrait nous expliquer bien des symptômes de la maladie tuberculeuse. Qui
sait si la toux gastrique et le vomissement qui lui succède
ne sont pas dus, comme le pense d'ailleurs Marfan, à l'irritabilité du nerf pneumogastrique ? Ce nerf a sur son trajet deux organes qui souffrent : le poumon et l'estomac : il
traduit la souffrance du premier par la toux, la souffrance
du second par le vomissement [2]. De même quelques troubles laryngés s'expliqueraient peut-être par une névrite du
récurrent. Et il ne s'agit point là seulement de vues de
l'esprit, puisque des constatations anatomiques déjà anciennes ont vérifié la lésion de ces nerfs [3].

Mais nous devons nous borner à noter ici que les névralgies tuberculeuses s'exagèrent la nuit ; qu'elles donnent lieu à des troubles trophiques, à du zona dont Leudet [4] a recueilli dix-sept observations. Elles sont le point

(1) Rudolf Schmidt. *Wiener Klin. Woch.*, 6 juillet 1899.

(2) Marfan. Mal. des bronches, mal. chron. du poumon, mal. du médiastin. in *Tr. de méd.* Charcot, Bouchard, Brissaud, 1893, t. IV, p. 681.

(3) Levine a examiné le ganglion plexiforme du nerf pneumogastrique
dans vingt cas de phthisie ; il y a toujours trouvé des altérations dégénératives des cellules nerveuses (atrophies, état granuleux ou vésiculeux),
altérations qui pourraient être considérées comme la cause de troubles
laryngés, cardiaques et gastriques ; Thèse de Saint-Pétersbourg 1888,
et *Bulletin médical* de 1888, p. 1150. Cité par Marfan.

(4) Leudet. Le zona et les troubles des nerfs périph. dans la tuber-
pulm. *Gaz. hebd.*, 1878, p. 617.

de départ de troubles circulatoires graves, de sueurs
locales, de cyanoses, etc. Les malades accusent très fréquemment dans les extrémités, alternativement des sensations de froid très vif ou de chaleur intense, toutes les deux
pénibles. Ces sensations étaient accusées par presque tous
nos malades qui y trouvaient prétexte à des interprétations délirantes de toute sorte.

Passons maintenant aux troubles de la motilité qui, par
ordre d'importance, viennent incontestablement après ceux
de la sensibilité. On a observé chez les tuberculeux des
amyotrophies, des parésies. Nous pensons que les paralysies ne sont pas aussi rares que le dit Carrière [1], et sur ce
point nos observations contredisent formellement les dires
de cet auteur. Dans l'observation VI, se trouve notée, à
côté de la parésie des extrémités des orteils, une paralysie
complète des péroniers latéraux. Dans l'observation II, il
s'agit d'un tuberculeux frappé d'une paralysie radiale double et totale, paralysie qui s'est étendue progressivement à
tous les muscles du bras et à quelques muscles de l'épaule.
Est-il besoin d'ailleurs de rappeler ici l'observation
d'Eisenlohr [2] consignée dans le mémoire de Pitres et Vaillard [3], observation qui concerne un malade frappé, au cours
de la tuberculose, d'une paralysie progressive des quatre
membres, du diaphragme, des muscles spinaux et abdominaux. Ces paralysies tuberculeuses sont ordinairement
flasques. Cependant Astié soutient qu'on peut voir survenir de la contracture.

(1) Carrière. *Nord médical.* 1899, déjà cité.

(2) Eisenlohr. Ueber progressive atrophische Lahmungen, ihre centrale oder periphere natur. *Neurol. Centralblatt*, 1884. (Analysé in
Revue de Hayem, 1885, t. XXV, p. 183).

(3) Pitres et Vaillard. Des névrites périphériques chez les tuberculeux.
Rev. de méd., 1886, t. VI, p. 202.

Les faits que nous avons produits sont d'ailleurs assez probants par eux-mêmes pour nous dispenser de beaucoup insister sur la réalité des phénomènes amyotrophiques et paralytiques au cours de la tuberculose.

En ce qui concerne les troubles de la réflectivité, les résultats sont contradictoires Les reflexes oculaires sont habituellement conservés. Le reflexe rotulien est noté comme disparu dans presque toutes nos observations. ‥

Des réactions électriques des muscles dans les névrites tuberculeuses, on sait peu de chose, et Dufour est un des rares observateurs qui les ont recherchées. Chez le malade observé par Dufour, un examen électrique soigné révéla seulement une altération du muscle vaste interne du côté gauche sur lequel, par le courant galvanique, s'obtenait la formule NFC $\gtrless$ PFC'. Nos observations sont muettes sur ce point. On nous le pardonnera si l'on veut bien considérer que, d'une part, l'asile de Toulouse est dépourvu d'une installation électrique et, d'autre part, que l'éloignement du service électrothérapique de la Faculté est pour nous un obstacle qui ne nous permet pas de toujours mettre à profit l'obligeance du maître qui le dirige.

Il nous semble donc acquis que la tuberculose est susceptible de déterminer des troubles graves de la sensibilité générale et spéciale, des troubles non moins importants de la motilité et de la réflectivité. A ces symptômes correspondent des lésions dont quelques-unes tout au moins siègent dans les nerfs périphériques.

La lésion la plus constante est celle qui atteint dans le tube nerveux la gaine de myéline. Presque partout la myéline, en se fragmentant pour arriver à se résorber, procède de même façon. On peut suivre les phases du

(1) H. Dufour. D'une forme doul. de polynév. tuberc., etc., *Rev. neurol.* n° 3, 15 fév. 1900, p. 109.

processus dans les figures jointes à ce travail. Dans la figure 1 de la pl. I, la myéline est déjà fragmentée ; elle n'est plus régulièrement répartie dans le même segment, n'a plus la même cohésion ni la même densité. En se rétractant, elle se réunit en amas informes, puis en boules d'inégales dimensions dont souvent un groupe prend l'aspect fusiforme, la myéline ayant complètement disparu aux deux extrémités du fuseau. Tandis que la myéline se rétracte, le protoplasma périnucléaire prolifère ; il vient prendre la place de la myéline rétractée, puis disparaît à son tour. En sorte que dans un segment parvenu à un degré avancé du processus d'altération, il n'y a plus que le cylindraxe, qui lui-même est quelquefois segmenté, une gaine de Schwann et un noyau. Nous avons recherché, à l'aide de diverses colorations et notamment avec le carmin et la safranine, les caractères des noyaux. Souvent seuls dans un segment, nous ne les avons jamais rencontrés au nombre de plus de deux ou trois.

Telles sont les constatations que nous avons pu faire sur des préparations de nerfs dissociés. Ajoutons que la proportion des fibres malades par rapport aux fibres saines est considérable. C'est à peine si un dixième des fibres nerveuses a gardé la presque totalité de sa myéline.

Des préparations, faites avec des coupes pratiquées sur les troncs nerveux, fixées au bichromate d'ammoniaque et traitées par la méthode de Veigert-Pal, attestent en outre la prolifération du tissu péri et intra-fasciculaire ; elles attestent surtout l'importance des lésions vasculaires. Les parois vasculaires sont épaissies ; les artères sont atteintes d'endopériartérite, les veines de phlébite très accusée que nous retrouvons dans les veines spinales. Ces lésions vasculaires sont à nos yeux très importantes. Nous les rappellerons pour expliquer la genèse des lésions du système

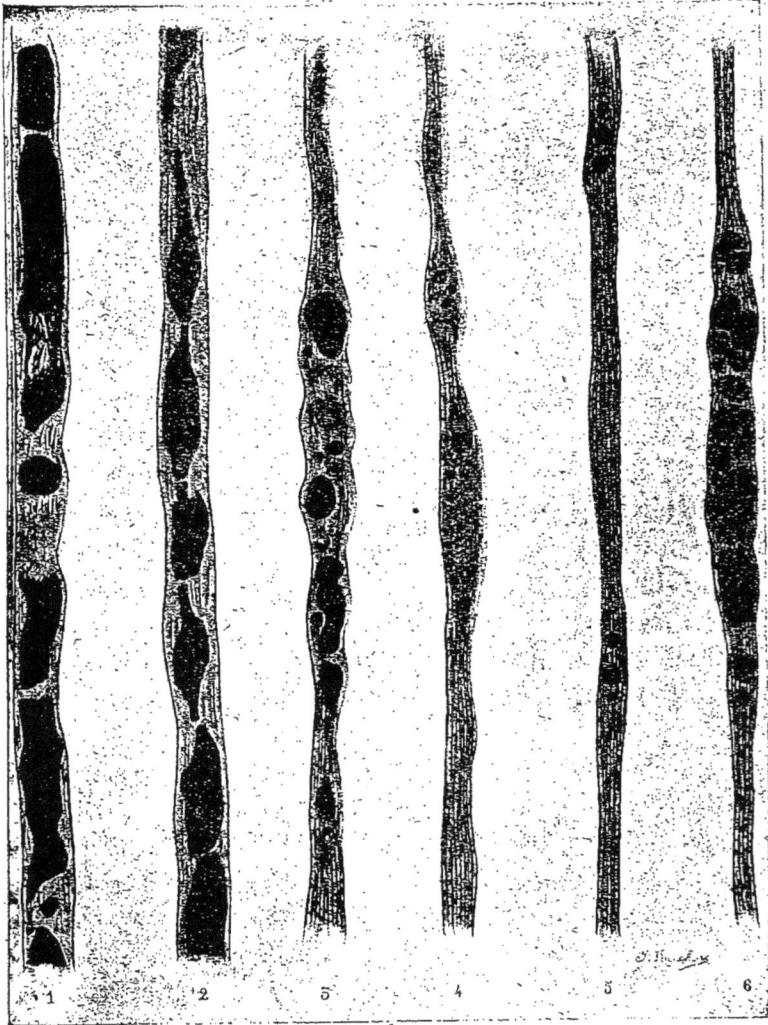

Planche I. — Nerf tibial antérieur d'un tuberculeux.

nerveux ; car, il est vraisemblable que. les vaisseaux, en charriant le poison tuberculeux, sont les premiers empoisonnés, et que l'élément nerveux souffre secondairement par le fait du trouble apporté dans sa nutrition. Cela est si vrai que dans un cas récemment observé[1], le Dr Anglade a pu voir autour des vaisseaux se faire un travail tuberculeux et bacillaire et les dégénérescences fasciculaires se produire secondairement dans la zone d'irrigation des vaisseaux tuberculisés. Mais encore une fois l'interprétation pathogénique viendra à son heure appuyée sur des faits.

II

La Tuberculose dans la moelle épinière.

La connaissance des symptômes et des lésions médullaires d'origine tuberculeuse est de date récente et encore très incomplète.

Aux observateurs, qui avaient su si bien voir tous les détails des lésions nerveuses dans les polynévrites des tuberculeux, les lésions médullaires concomittantes avaient sans doute échappé.

L'anatomie et la médecine expérimentale nous ont conduits à cette doctrine qu'il ne saurait y avoir de polynévrite de quelque importance sans retentissement sur l'axe médullaire. « On avait toujours cru jusqu'ici, dit van Gehuchten[2], qu'à la suite de la section ou de la lésion complète d'un nerf, les fibres nerveuses du bout périphérique seules

---

(1) Anglade. Quelques effets de la tuberculose sur les centres cérébrospinaux. Communication faite à la Société de médecine de Toulouse, séance du 21 mai 1900.

(2) A. van Gehuchten. Anatomie du système nerveux de l'homme, 2e édit., 1897, p. 251.

présentaient des phénomènes de dégénérescence, tandis
que les fibres du bout central ainsi que les cellules radiculaires du névraxe restaient intactes. La méthode de Nissl
montre, de la manière la plus évidente, que cette proposi-
tion n'est pas exacte. » Elle n'est pas exacte, en effet ; car.
les recherches de Ballet [1], de Marinesco [2], de Déjerine [3] ;
celles, plus récentes, de Mondio [4], ont prouvé surabondam-
ment que, dans les névrites expérimentales et de même
façon dans les névrites pathologiques. les cellules d'origine
des nerfs sectionnés ou malades dégénèrent secondairement. On a même prétendu que les lésions cellulaires
pouvaient être primitives. En ce qui concerne la névrite
tuberculeuse en particulier, Carl Hammer [5], qui a pu la
réaliser expérimentalement par des injections de cultures
virulentes de bacilles de Koch. insiste sur les lésions des
cellules radiculaires antérieures et des ganglions spinaux.

Il serait superflu de s'arrêter plus longuement sur ces
constatations qui sont d'hier et se sont déjà imposées à
tous les esprits par leur précision. Si des observateurs
tels que Joffroy [6], Desnos et Pierret [7], Pitres et Vaillard [8],

(1) G. Ballet, Leç. clin., 1897, chap. Polynévrites, p. 369 et suiv.

(2) Marinesco. Des polynévrites en rapport avec les lésions secondaires
et les lésions primitives des cellules nerveuses, Rev. neurol., n° 5,
1896, et sur un nouveau cas de polynévrite avec lésions de réaction à
distance dans la moelle épinière. Compte rendu de la Soc. de Biolo-
gie, n° 19, 1896.

(3) Déjerine. Médecine moderne, 21 déc. 1895.

(4) G. Mondio. Contributo allo studio delle neuriti sperim. Ann. di
Nevrologio, anno XVII, fasc. III, 1899, p. 23.

(5) Carl Hammer, Deutsche Zeitschr. f. Nervenheil, 1898.

(6) Joffroy. De la névrite parenchymateuse spontanée, généralisée ou
partielle, Arch. de physiol., 1879, p. 172.

(7) Desnos et Pierret, cités par Joffroy, in Arch. de phys., p. 182.

(8) Pitres et Vaillard. Des névrites périphériques chez les tuberculeux.
Rev. de méd., 1886, p. 193.

dont la compétence ne peut être mise en doute, ont nié l'existence de lésions médullaires dans les cas si typiques qu'ils étudiaient, cela signifie seulement qu'ils ne disposaient pas des moyens d'investigation qui nous permettent aujourd'hui de les reconnaître.

Car, on peut admettre en principe que la moelle d'un tuberculeux n'est jamais indemne de toute lésion.

Ce qui est sujet à des variations, c'est le degré de ces lésions, c'est leur localisation dans les diverses parties du névraxe.

Souvent, le processus altératif frappe les enveloppes de la moelle épinière, la dure-mère, la pie-mère. La lésion des enveloppes ne va jamais sans une lésion quelconque de l'organe lui-même. Il peut n'y avoir que des dégénérescences fasciculaires diffuses. D'autres fois, il s'agit de dégénérations fasciculaires parfaitement systématisées qui, vraisemblablement, représentent la continuité d'une lésion venue du centre ou de la périphérie.

Les cellules radiculaires sont presque toujours altérées quelle que soit la localisation du processus d'infection tuberculeuse du névraxe. Il est rare de les voir dégénérer isolément. Ajoutons que les vaisseaux ne sont jamais respectés.

Telles sont, dans leur ensemble, les grandes lésions qui se rencontrent dans la moelle des tuberculeux. Regardons de plus près, car nous ne pouvons nous en tenir à cette description sommaire.

a). — Lésions des méninges

La dure-mère spinale est très souvent épaissie sur toute sa hauteur, et cet épaississement pathologique atteint parfois, à la région cervicale, des dimensions considérables. En sorte que l'on pourrait se croire en présence d'une véritable pachyméningite cervicale hypertrophique. La paroi interne de la dure-mère est fréquemment tapissée de fausses membranes parsemées de plaques calcaires d'un volume parfois considérable. Au microscope, on reconnaît que l'augmentation de volume de la dure-mère résulte de l'addition de lames conjonctives. Les feuillets internes sont le siège d'un processus inflammatoire avec infiltrations nucléaires.

La pie-mère, dans la moitié des cas au moins, est le siège d'un processus inflammatoire. Raymond [1] a insisté sur les leptomyélites tuberculeuses dont les manifestations cliniques sont difficiles à préciser.

Toujours est-il que le microscope nous fait voir un épaississement de la pie-mère qui fait corps avec la zone nerveuse périphérique. Il s'est opéré là, évidemment, un processus inflammatoire dont les traces sont encore reconnaissables et qui a abouti à la prolifération des éléments névrogliques et conjonctifs qui se côtoient au pourtour de la moelle. En ayant recours à des colorations appropriées, — la double coloration par la safranine et le carmin indigo après fixation au Flemming convient parfaitement — on peut se rendre compte que le cercle névroglique qui environne la moelle a surtout proliféré; mais la pie-mère, elle aussi, a subi un épaississement au niveau surtout des points d'insertions des cloisons névrogliques. Des éléments divers contribuent à cet épaississement. Outre des néoformations conjonctives, on aperçoit sur les coupes et principalement au voisinage des vaisseaux de grandes cellules qui n'ont cependant pas tous les caractères des cellules

(1) Raymond. Des différentes formes de leptomyélites tuberculeuses. *Revue de médecine* 1886, p. 230.

. géantes. Il est possible cependant qu'il y ait là des tubercules rudimentaires. Nous serions d'autant plus disposés à le penser, que dans ces amas cellulaires nous avons rencontré, une fois il est vrai, des bacilles de Koch. Mais nous ne sommes pas suffisamment documentés sur les conditions dans lesquelles se fait l'invasion bacillaire et la tuberculisation de la pie-mère. Disons seulement que le Dr Anglade se préoccupe à l'heure qu'il est, de ce point spécial, et qu'il compte publier des faits de nature à l'éclaircir.

Quoi qu'il en soit, la névroglie et non le tissu conjonctif, la névroglie, disons-nous, en proliférant, a poussé des pointes dans l'intérieur de l'organe. Les cloisons normales sont augmentées de volume et il s'en est formé de nouvelles, surtout dans les points que nous verrons frappés de dégénérescence, en plaques ou diffuses, de dégénération systématisée.

Il est remarquable que la névroglie a proliféré surtout au voisinage des gros vaisseaux et que quelques zones de prolifération névroglique dessinent assez bien des territoires vasculaires. Les vaisseaux d'ailleurs sont le siège d'altérations importantes. Les artères sont épaissies, atteintes d'endopériartérite. Les veines spinales, ainsi qu'on peut le voir grossièrement sur la planche III, qui n'est pas destinée à faire ressortir les lésions vasculaires, les veines spinales sont dans leurs parois le siège d'une infiltration nucléaire très abondante. La phlébite est intense.

Bornons-nous à signaler ces faits. Nous tenterons de les réunir après dans une explication pathogénique.

b). — EPENDYME

Puisque nous en sommes arrivé, à propos des lésions tuberculeuses des enveloppes de la moelle, à parler des néo-formations névrogliques, il est légitime de dire ici quelques mots des modifications qui s'observent au niveau de l'épendyme tapissé, on le sait, par des cellules spéciales de la névroglie. Aussi bien, il est intéressant de mettre en regard des lésions venues de la périphérie, du névraxe celles qui viennent du canal central.

Sauf dans un cas, le revêtement épendymaire s'est montré à nous toujours privé de ses caractères normaux. A la place des grandes cellules névrogliques, nous avons rencontré des amas d'éléments nouveaux représentant sans doute des corpuscules névrogliques qui d'un côté inondent la cavité épendymaire et, d'autre part, s'infiltrent dans la substance grise avoisinante. En suivant les plus importantes de ces traînées de corpuscules, on est presque toujours certain d'arriver à un des gros vaisseaux qui parcourent la commissure grise. Ce sont là, hâtons-nous de le dire, des lésions banales et que nous avons pu voir sur un très grand nombre de moelles examinées par M. Anglade. Leur extrême fréquence a été d'ailleurs affirmée par Frommann [1], qui l'a observée 22 fois sur 25 moelles quelconques ; puis, par Schulz [2] qui, dans 20 moelles examinées, n'a trouvé que 4 fois le canal épendymaire normalement tapissé.

On comprendra que nous nous gardions dès lors d'attribuer aux lésions dont nous venons de parler, un caractère

---

(1) Frommann, cité par Charpy, in *Traité d'anatomie humaine*, t. III, Système nerveux, p. 191.

(2) Schulz, *Neurol. Centralbl.*, 1883.

de spécificité quelconque. Il est permis de se demander pourtant si ces proliférations névrogliques péri et intra-épendymaire ne sont pas, dans les moelles de tuberculeux, les effets du même processus qui fait proliférer la névroglie péri et intra-fasciculaire.

Mais on peut voir au niveau de l'épendyme plus que de ces infiltrations corpusculaires dont nous avons pris soin d'indiquer la banalité. La moelle d'un de nos malades présentait une véritable cavité syringomyélique de dimensions considérables. Nous avons indiqué ces dimensions en surface et l'étendue en hauteur dans l'observation IV. Nous ne voulons pas, à propos de ce fait isolé, discuter la pathogénie des formations cavitaires dans la moelle. La question est pourtant à l'ordre du jour, et tout récemment Cl. Philippe et Oberthür l'ont nettement posée sinon complètement résolue. Disons seulement que, de la dilatation qui nous occupe, les vaisseaux et la névroglie peuvent à bon droit être rendus responsables. Ce sera suffisant pour nous autoriser à faire remonter jusqu'à l'infection tuberculeuse la cause de cette dilatation épendymaire.

c). — Faisceaux blancs.

Lorsqu'il y a hyperplasie névroglique au pourtour de la moelle, les fibres périphériques dégénèrent et la coloration de Veigert-Pal dessine autour de la moelle une zone claire d'autant plus profonde que le processus hyperplasique est lui-même plus important. Mais nous avons vu les néo-formations névrogliques s'avancer dans l'intérieur des faisceaux, s'accentuer au pourtour des organes vasculaires. Au voisinage de ces travées nouvelles, on voit également se dessiner des lignes ou des plaques de dégénérescence. Ce qui caractérise ces dégénérescences fasciculaires, c'est l'absence de toute systématisation. Elles obéissent aux

7

caprices des proliférations névrogliques ou tout au moins celles-ci sont en relation intime avec celle-là; car, il serait imprudent de préjuger, sans preuves suffisantes, l'ordre de succession des divers phénomènes du processus. Mais, si dans ces cas il n'y a pas de systématisation proprement dite, on ne peut nier que les fibres dégénérées soient toujours en plus grand nombre dans les cordons postérieurs. A la région cervicale, toujours on observe une zone de dégénérescence dans le territoire de l'artère du sillon intermédiaire qui marque assez bien les limites du faisceau de Goll.

En examinant de plus près ces zones de dégénérescence diffuse, on remarque qu'elle se caractérise d'abord par le déplacement de la myéline. Dans les préparations fixées au Flemming, on voit au centre des tubes nerveux le cylindraxe privé de sa gaine de myéline. On dirait que cette myéline a déserté sa place pour former des amas dont le nombre et le volume indiquent l'importance de la lésion. Appliquée contre chaque fibre privée de myéline se voit une cellule névroglique et dans les espaces intra-fasciculaires agrandis la névroglie comble les vides. Autour de chaque vaisseau, il s'est formé un véritable anneau névroglique qui étreint son calibre. Ajoutons que les cylindres-axes nous ont paru toujours conservés.

Outre ces lésions dégénératives diffuses, on observe dans la moelle des tuberculeux des dégénérescences fasciculaires systématisées, et le fait n'est pas très rare puisque d'après nos observations il s'est réalisé deux fois sur sept cas. Les planches que nous avons jointes au texte et dessinées d'après les préparations du Dr Anglade par notre camarade et ami nous dispenseront de décrire longuement les limites des territoires dégénérés. Dans un premier fait, nous voyons (pl. II) la dégénérescence

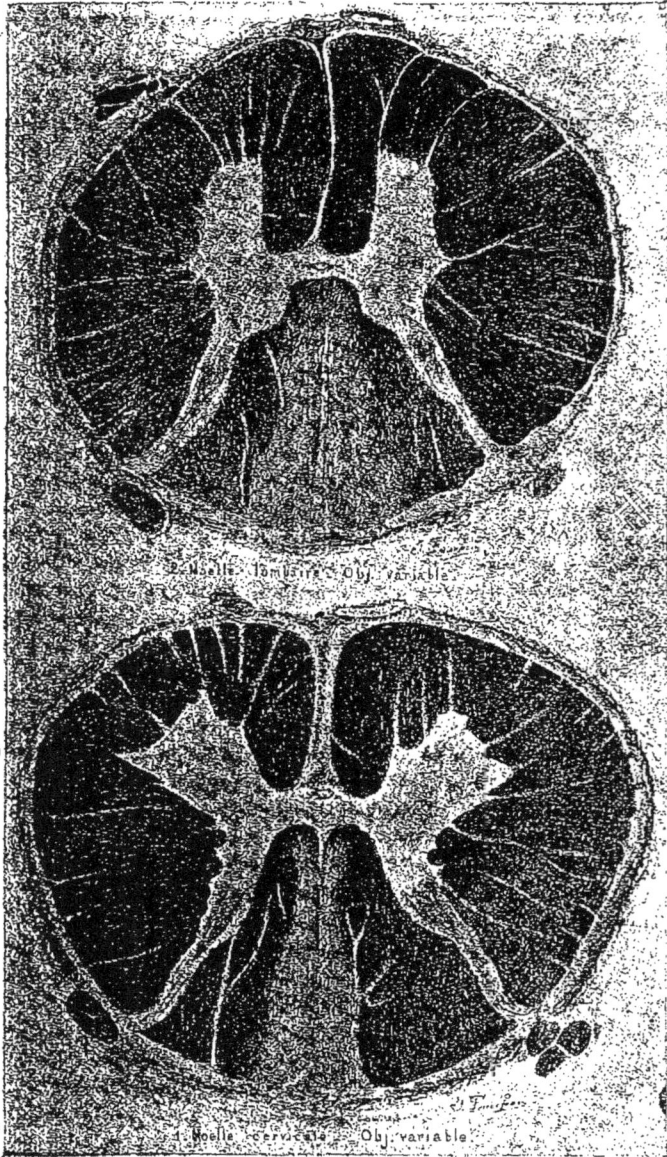

2. moelle lombaire - Obj. variable

1. moelle cervicale - Obj. variable

Planche II. — Dégénérescence fasciculaire systématisée dans les cordons postérieurs de la moelle d'un tuberculeux atteint de polynévrite des membres inférieurs.

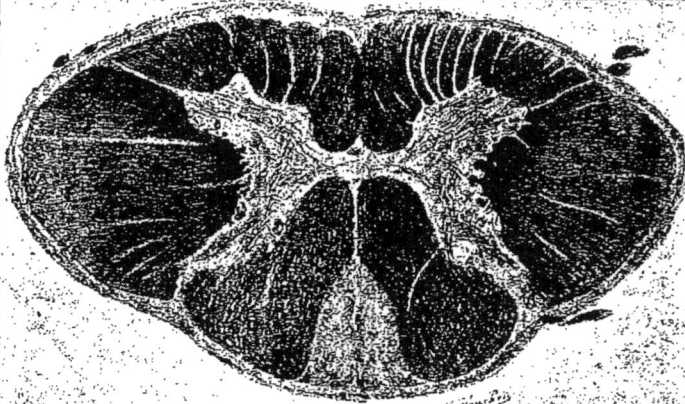

1. Moelle cervicale - Obj. variable.

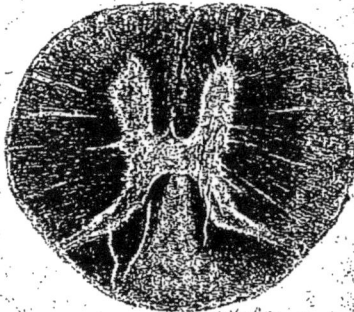

2. Moelle - dorsale - Obj. variable.

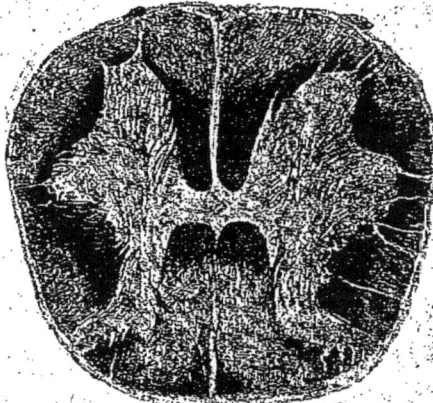

3. Moelle lombaire - Obj. variable.

Planche III. — Moelle d'un tuberculeux atteint de névrite multiple.
Sclérose systématisée dans les cordons postérieurs.

faire son apparition au niveau des premières racines lombaires (fig. 2) où elle occupe une zone triangulaire représentant environ la moitié du faisceau postérieur. Dans une coupe de la région cervicale (fig. 1), on peut voir la dégénérescence très avancée et parfaitement limitée au cordon de Goll. Les fibres commissurales sont respectées de même que celles du centre ovale de Flechsig ou du triangle de Gombault et Philippe.

Les choses se sont passées à peu près de la même manière dans le second fait. Cependant les dégénérescences y sont plus avancées et n'intéressent pas exactement les mêmes territoires. A la région lombaire (pl. III fig. 3), se voit d'abord une zone de dégénérescence périphérique, puis une dégénérescence diffuse des cordons postérieurs. A la région dorsale (fig. 2), la systématisation s'est opérée. De chaque côté du sillon postérieur, deux triangles de substance blanche sont totalement démyélinisés. Dans la région cervicale (fig. 1), il est remarquable que la lésion ne dessine pas exactement le cordon de Goll, mais se trouve limitée à deux triangles dont le sommet dépasse à peine le milieu du sillon médian-postérieur.

Si l'on veut remarquer, en outre, que les nerfs phériphériques dans ces deux cas étaient fortement altérés et que les racines postérieures étaient le siège de dégénérescences fibrillaires très avancées, on comprendra que ces lésions fasciculaires systématisées se puissent expliquer par un processus ascendant. Les fibres radiculaires longues sont atteintes. L'anatomie nous enseigne qu'elles sont disséminées dans la région lombaire et qu'en remontant dans le névraxe elles tendent à se réunir le long de la ligne médiane.

Mais n'insistons pas sur les interprétations et serrons les faits de plus près. Les zones de dégénérescence, exa-

minées à l'aide de divers grossissements, laissent voir une
raréfaction considérable de la myéline qui disparaît sur
des surfaces assez étendues. Les cylindres-axes persistent toujours. Nous avons traité une de ces moelles par la
méthode de Veigert avec l'espoir de mieux apprécier l'état
de la névroglie. Les résultats que nous avons obtenus avec
cette méthode, qui n'a encore réussi qu'entre les mains de
son auteur, sont très imparfaits. Ils nous permettent
cependant d'affirmer que les éléments dégénérés sont
remplacés par de la névroglie qui a considérablement proliféré et revêtu un aspect granuleux.

d). SUBSTANCE GRISE

Dans la substance grise, outre les modifications que
nous avons signalées au niveau de l'épendyme, nous
devons noter la raréfaction des fibres à myéline et surtout
des lésions cellulaires.

Arrêtons-nous un instant sur ces altérations des cellules
de la moelle des tuberculeux. Aussi bien elles peuvent
être considérées comme constantes et à ce titre devraient
avoir le pas sur toutes les autres lésions. Nous avons déjà
expliqué qu'elles n'avaient pu passer inaperçues jusqu'à
ces dernières années que grâce à l'insuffisance des procédés d'investigation. De fait, la méthode de Nissl, mise
au service de la pathologie de la moelle, a eu bien vite
découvert des lésions cellulaires dans la moelle des polynévritiques en général et des polynévritiques tuberculeux
en particulier. « On peut trouver, par la méthode de
« Nissl, disait Astié [1] dans sa thèse de 1898, dans les cel-
« lules motrices des cornes antérieures qui correspondent

(1) Astié. Thèse de Paris, 1890.

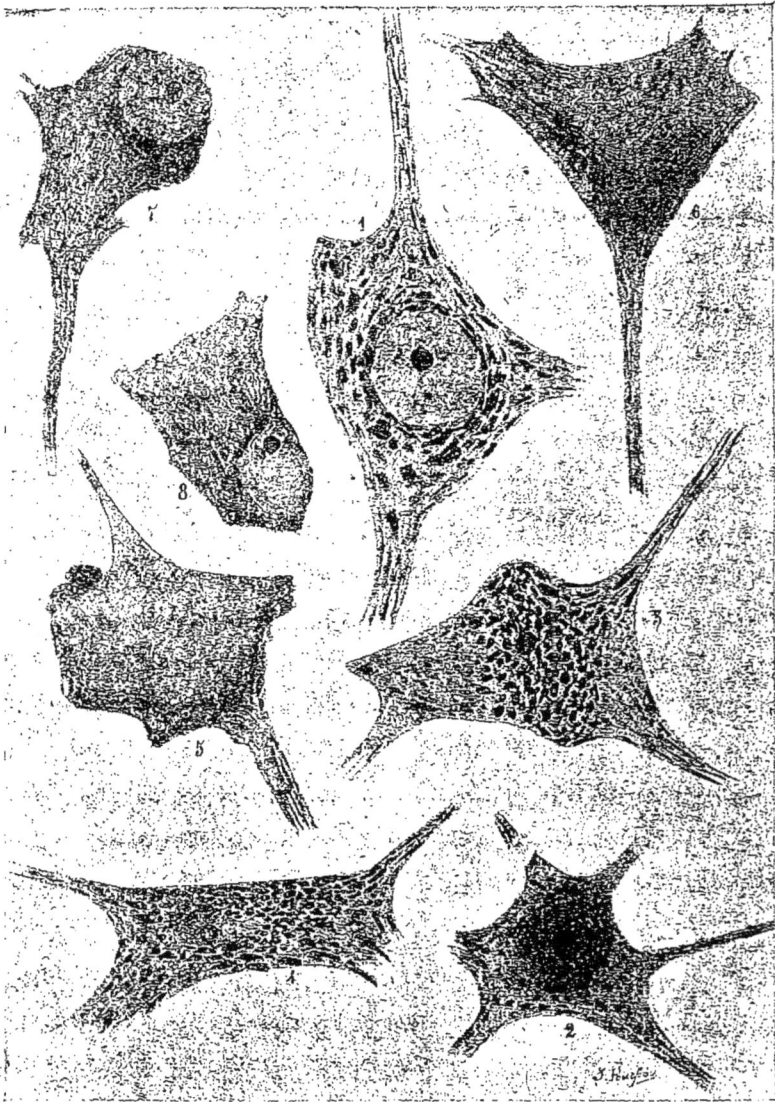

Planche IV. — Cellules radiculaires antérieures de la moelle d'un tuberculeux. — Dessinées sous l'obj. à immersion 1/12 homog. ocul. 3 Nachet. Reproduites après réduction de moitié.

Fig. 1. Cellule à peine déformée.

Fig. 2 et 3. Chromatolyse périphérique et centrale au premier degré.

Fig. 4, 5, 6, 7, 8. Degrés plus élevés de chromatolyse et de destruction cellulaire.

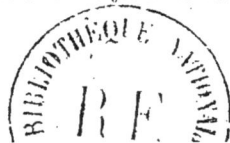

« aux nerfs lésés par la tuberculose, des lésions analogues
« à celles décrites sous le nom de phénomène de chroma-
« tolyse. » Et, la même année, Carl Hammer[1], examinant
la moelle de chiens chez lesquels il avait réalisé expérimentalement des polynévrites tuberculeuses, notait dans
les cellules radiculaires antérieures une « désagrégation
des corpuscules de Nissl et un déplacement du noyau ».
Plus récemment, Carrière[2], à l'aide de cette même
méthode de Nissl, a relevé des altérations cellulaires de
même ordre.

Nos propres constatations ne sontpas faites pour infirmer
de tels résultats. Nous sommes en droit de dire qu'il y a
toujours des altérations des cellules dans la moelle des
tuberculeux. Et ces altérations ne se rencontrent pas seulement dans les cellules des cornes postérieures ou de la
colonne de Clarke, ce qui ne serait pas à nos yeux suffisamment significatif, mais elles s'observent avec la plus
grande netteté dans les cellules radiculaires antérieures.
Sans doute il y a des degrés dans ces altérations et ce sont
ces degrés que nous avons voulu fixer dans nos dessins
qui ont au moins le mérite d'être d'une exactitude scrupu-
leuse. Ce que nous n'avons pu représenter, c'est un plus
grand nombre de cellules dont le noyau est vacuolisé.
Cette vacuolisation du noyau, visible dans la fig. 4 (Pl. IV)
nous a paru dans bien des cas précéder tous les autres
phénomènes. La substance chromatique semble ensuite
s'accumuler au centre de la cellule (fig. 2 et 3). Puis elle se
résorbe, tandis que ce qui reste du noyau émigre vers la
périphérie (fig. 6) ou fait hernie hors de la cellule éclatée
(fig. 7). Du simple déplacement des masses chromatiques

(1) Carl Hammer. *Loc. cit.*
(2) Carrière. *Nord médical*, 1893, p. 100.

jusqu'à leur disparition totale avec déformation cellulaire très accusée en passant par tous les stades de la chromatolyse, périphérique ou centrale, de la destruction de la trame achromatique, il semble bien qu'il n'y ait que des degrés d'un même processus altératif. Cela est d'autant plus vraisemblable que, dans les cellules de l'écorce cérébrale, nous retrouverons des altérations identiques.

Mais avant d'entreprendre l'étude des lésions tuberculeuses de l'écorce cérébrale, il nous faut dire quelques mots des symptômes spinaux de la tuberculose. Si les lésions que nous venons de décrire sont réelles, elles doivent se traduire par des symptômes.

A la vérité, il est difficile de préciser exactement ce qui, dans les manifestations symptomatiques de la tuberculose du système nerveux, revient aux localisations dans la moelle épinière. « Les douleurs diverses, dit le professeur « Raymond [1], les névralgies intercostales et lombaires, « l'analgésie, l'hyperesthésie, et cette localisation bizarre « décrite par Beau sous le nom de mélalgie, tout cela « constitue un ensemble d'accidents qu'il est difficile, a « priori, d'expliquer par une lésion périphérique — qu'a- « près d'autres nous avons vainement cherchée, — et qui « se comprend, au contraire, facilement, dans l'hypothèse « plus plausible d'une lésion centrale.

» Il nous semble donc permis de penser que la leptomyé- « lite tuberculeuse est plus fréquente qu'on ne le croit « habituellement ; or, il convient de prêter plus d'attention « qu'on ne le fait généralement, à ces accidents divers, si « l'on veut, en clinique, prévoir l'éclosion d'une tubercu-

(1) Raymond. Des différentes formes de leptomyélites tuberculeuses. *Rev. de méd.*, 1886, t. VI, p. 233.

« lose de la moelle, et au besoin, si possible, en arrêter
« l'évolution. »

Il est de fait que les troubles de la sensibilité que nous
avons décrits, que surtout les parésies, les paralysies, les
contractures, les amyotrophies peuvent parfaitement
dépendre des lésions médullaires. Dans une observation
de Hayem [1], la myélite tuberculeuse se manifesta par des
phénomènes douloureux, de la paraplégie, de l'atrophie
musculaire, des eschares sacrées. Les observations de
Liouville, de Vidal, de Chvosteck [2] démontrent que la
symptomatologie des affections tuberculeuses de la moelle
peut simuler celle du mal de Pott.

Nous pensons, et nos observations nous donnent le droit
de le penser, que les phénomènes spasmodiques, que les
paralysies, les contractures et les atrophies sont sous la
dépendance des lésions des cornes antérieures dont nous
avons montré l'importance et figuré quelques degrés.

Il n'y a pas que ces symptômes qui puissent être légitimement imputés à la localisation du processus tuberculeux
dans la moelle. Quelques-uns des nombreux troubles
viscéraux, qui se produisent au cours de la maladie tuberculeuse, signifient évidemment que le sympathique est
atteint. Nous ignorons absolument dans quelles conditions ; mais nous savons les relations intimes qui l'unissent à la moelle.

Et les sueurs profuses des tuberculeux dont on a vainement, jusqu'ici, recherché la cause ! Qui sait si on ne la
trouverait pas dans l'excitation des centres sudoraux médullaires par les processus infectieux, de même que
l'excitation génitale si fréquente au début et au cours de la

(1) Hayem, cité par Raymond, p. 235.
(2) Liouville, Vidal, Chvosteck, cités par Raymond, p. 235.

maladie ? Ces considérations nous mèneraient trop loin,
dans un domaine encore inexploré et bien digne d'attirer
à lui l'activité des chercheurs.

III

La tuberculose dans le cerveau

S'il est vrai, ainsi que l'a dit M. V. Hanot [1], que dans
la tuberculose la maladie est « partout », il est légitime
d'admettre, *à priori*, qu'on la puisse retrouver dans le
cerveau. Et d'ailleurs, le même raisonnement, justifié par
les faits, qui de la lésion des nerfs périphériques nous
avait fait conclure à celle de la moelle, ne doit-il pas à plus
forte raison nous faire soupçonner le retentissement des
affections tuberculeuses du névraxe sur l'organe cérébral ?
Est-il vraiment logique de penser que de graves infections des méninges spinales puissent laisser totalement
indemnes les méninges cérébrales ; que les neurones
corticaux puissent se désintéresser absolument de la dégénérescence des neurones médullaires ? Sans doute, au
lieu de passer directement de la moelle au cerveau, il
serait intéressant de s'arrêter au mésocéphale pour y
suivre la continuité des lésions. Mais c'est un autre chapitre qu'il eut fallu ajouter à ce travail, qui déjà touche à
trop de questions. Ce n'est pas que les faits nous eussent
manqué pour documenter ce chapitre, et le Dr Anglade
observe en ce moment un cas bien curieux de propagation
du processus tuberculeux vers la protubérance. Il sera
l'objet d'une communication spéciale. Constatons seule-

(1) V. Hanot, cité par Marfan, in *Traité de Médec.*, t. IV.

ment que nous arrivons au cerveau après avoir rencontré des lésions tuberculeuses sur toute notre route. De la terminaison d'un nerf périphérique jusqu'au cerveau, tous les éléments des neurones ont été reconnus susceptibles de dégénérer par le fait de l'infection tuberculeuse. Nous allons donner la preuve que la lésion va plus loin et qu'elle frappe le cerveau lui-même.

Dans ses enveloppes d'abord. Dans presque toutes nos autopsies de tuberculeux, sont notés des signes macroscopiques de pachyméningite cérébrale, qui correspond à la pachyméningite spinale et se présente avec les mêmes caractères histologiques. La pie-mère est épaissie, parsemée de traînées blanchâtres, adhérente même parfois au niveau des circonvolutions orbitaires et de la région temporo-pariétale. Il convient de remarquer que ces signes sont ceux de la méningo-encéphalite, qu'à tort peut-être on considère comme caractéristique de la paralysie générale. Oui vraiment, certains cerveaux de tuberculeux, qui n'ont jamais présenté des symptômes de paralysie générale ont l'aspect macroscopique des cerveaux de paralytiques ; et le fait mérite d'être retenu. Il n'est pas fait pour surprendre ceux qui, comme nous, pensent que la paralysie générale est un effet de la syphilis cérébrale et que la syphilis, dans les centres nerveux, se comporte à peu près comme la tuberculose.

Au microscope, l'épaississement de la pie-mère apparaît comme résultant de proliférations conjonctives plus actives autour des vaisseaux, qui ont eux-mêmes leurs parois doublées ou triplées d'épaisseur. La tunique interne est rendue irrégulière par des végétations endartéritiques et la tunique externe est infiltrée de noyaux. Ces altérations, disons le tout de suite, se retrouvent dans les vaisseaux de petit calibre, et les capillaires intra-corticaux laissent passer à travers leurs parois un nombre considérable de leucocytes.

Mais revenons à la pie-mère. Par sa face interne, elle adhère à la névroglie atteinte par le processus inflammatoire. Cette adhérence de la pie-mère au revêtement névroglique de l'écorce explique le *hâppement* de la substance grise sous-jacente. Autant du moins que nous avons pu en juger avec nos moyens d'investigation, l'inflammation et l'hyperplasie névroglique s'étendent à toute l'écorce cérébrale. Elle nous a paru cependant plus accusée au niveau des centres psycho-moteurs et particulièrement dans le lobule paracentral. C'est dans ce lobule paracentral que nous avons cherché à reconnaître l'état des cellules pyramidales. Le volume et la structure plus parfaite des grandes cellules de Bethe témoignent de l'importance de leur rôle dans les opérations cérébrales. Il est vraisemblable qu'elles ne sont pas exclusivement motrices des membres inférieurs et qu'elles interviennent dans les actes psychiques.

Toujours est-il que ces grandes cellules pyramidales nous ont paru constamment altérées dans les cerveaux de tuberculeux que nous avons examinés. Hâtons-nous de dire que dans deux cas seulement elles atteignaient un tel degré, elles intéressaient un si grand nombre de cellules pyramidales, qu'après l'examen de nombreuses préparations il n'y a plus eu dans notre esprit place pour un doute. Ces lésions devaient nécessairement être pour quelque chose dans les désordres cérébraux observés pendant la vie. Dans tous les autres cas, nous avons rencontré des cellules altérées en nombre et à des degrés moindres.

Mieux qu'une description, la planche V rend compte des modifications importantes que peuvent subir les grandes cellules pyramidales du cerveau d'un tuberculeux.

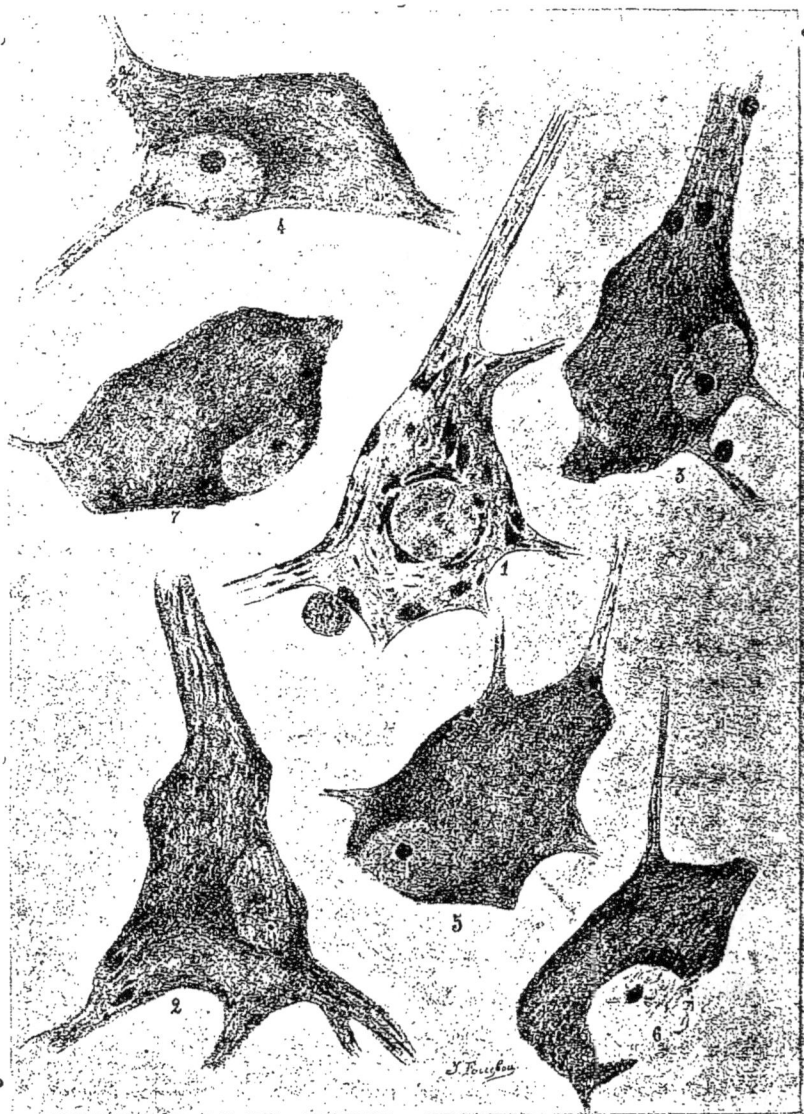

Planche V. — Grandes cellules pyramidales de l'écorce du lobule paracentral d'un tuberculeux persécuté. Dessinées sous l'obj. à immersion 1/12 homog. ocul. 3 Nachet. Reproduites après réduction de moitié.

Fig. 1. Cellule dont le nucléole et quelques granulations ont seulement disparu.

Fig. 2, 3, 4, 5, 6, 7. Degrés de chromatolyse et de destruction cellulaire.

8

Il convient d'abord de remarquer que les éléments de cette planche n'ont pas été puisés dans un groupe de préparations, mais représentent, sauf la fig. 1, des cellules dessinées sur une même coupe. Cela dit pour bien montrer qu'il ne peut s'agir en l'espèce d'altérations cellulaires disséminées çà et là. Il n'y a sans doute pas de cerveau qui ne puisse montrer quelques-unes de ses cellules plus ou moins dégénérées. Le docteur Anglade, qui n'est point suspect de tendresse pour ceux qui partout voient des lésions spécifiques de la cellule nerveuse, nous a appris à ne tenir compte que des grandes lésions, de celles qui frappent l'œil et l'esprit par leur netteté et leur étendue.

Ainsi en était-il dans le lobule paracentral des deux tuberculeux dont nous avons parlé. Dans les préparations du docteur Anglade, un nombre relativement faible de grandes cellules pyramidales est coloré. Il est certain qu'il y en a de disparues. Celles qui persistent sont toutes modifiées dans leur disposition intérieure et dans leur forme générale. Ici, comme d'ailleurs dans la moelle, le noyau se vacuolise, puis la substance chromatique se désagrège (fig. 2), se résorbe (fig. 3, 4, 5, 6, 7). Lorsque l'aliment de réserve de la cellule a disparu, c'est au tour de la substance fondamentale, de la trame achromatique dont les fibrilles se raréfient et se détruisent peu à peu. Alors la cellule perd sa forme. A la place des concavités régulières qui l'environnent normalement, se voient des bosselures plus ou moins difformes ; tandis que le noyau, cessant d'être soutenu, se déforme, émigre vers la périphérie (fig. 2, 3, 4, 5, 7) ; et quelquefois fait hernie hors de l'enveloppe cellulaire, qui s'est rompue. On le voit, il y a plus ici qu'un processus banal de chromatolyse. Il y a autre chose qu'un processus d'atrophie cellulaire, tel qu'on l'observe dans quelques formes de démence ou dans la sénilité. Il y a blessure de la cellule nerveuse par un agent toxique, qui détermine la réaction chromatolytique, puis la destruction rapide du neurone.

Etant donné ces lésions corticales, mettons-les en face des symptômes d'ordre cérébral qui s'observent au cours de la tuberculose pulmonaire.

Il n'est pas bien certain, avons-nous dit ailleurs, que les parésies et les paralysies, qui ont été signalées par les observateurs, ne relèvent en aucune façon, ainsi que cela a été dit, des lésions corticales. La dégénérescence du neurone central entraîne celle du neurone périphérique ; elle peut même retentir sur la terminaison de ce dernier sans frapper tous les éléments intermédiaires. Tels sont les principes essentiels sur lesquels reposent les lois formulées par Klippel et qui règlent les processus dégénératifs des neurones. Sans déroger à ces lois, le tuberculeux peut, avec une lésion primitive légère et méconnue du neurone central, présenter une névrite périphérique, qui seule appelle l'attention à défaut de signes cérébraux ou médullaires bruyants. Donc, il n'est pas impossible que les troubles moteurs, et même quelques-uns des troubles sensitifs dont nous avons parlé en étudiant les névrites soient parfois sous la dépendance de lésions de l'écorce cérébrale.

Il ne nous a pas été possible de vérifier le fait avec nos observations. Des deux malades qui ont présenté des symptômes paralytiques, l'un est encore vivant, l'autre était un paralytique général ; en sorte que nous ne pouvons affirmer absolument que les dégénérescences cellulaires, reconnues dans les centres corticaux des membres supérieurs paralysés, sont ou non le fait d'un processus tuberculeux. Nous devons même à la vérité de déclarer que les lésions observées correspondent exactement à celles que le

Dr Anglade [1] a décrites comme appartenant à la paralysie générale.

Arrivons aux troubles psychiques présentés par nos malades. Excitation maniaque avec quelques hallucinations terrifiantes, excitation intermittente alternant avec des poussées de tuberculose, voilà ce que nous voyons dans un cas où l'influence réciproque, exercée l'une sur l'autre par la tuberculose et l'aliénation mentale, a frappé le médecin traitant. Cette malade a quitté l'asile dans un état mental satisfaisant, tandis que la tuberculose évolue rapidement.

Plus fréquemment, nos aliénés tuberculeux ont été des persécutés surexcités et désordonnés par périodes. Il est vrai de dire que nous n'avons pas eu toujours la preuve que la tuberculose avait précédé les troubles mentaux. Mais les débuts d'une tuberculose peuvent si aisément passer inaperçus, surtout s'ils sont masqués par le délire et l'agitation! Si nous ne pouvons pas dire à quel moment précis la tuberculose a débuté, il est certain que le délire se présente dans tous les cas avec une analogie frappante. Partout, les idées délirantes trouvent un aliment dans des sensations pénibles qui peuvent être légitimement imputées à la tuberculose. Les malades se plaignent qu'on leur donne à manger de la chair humaine, traduisant ainsi leur dégoût pour les aliments. L'un d'eux, atteint de troubles gastriques, manifestement tuberculeux, met sur le compte d'un breuvage nocif, donné par le garde-champêtre, les sensations pénibles qu'il éprouve de ce chef.

Il n'est pas inutile de rappeler que nos malades n'ont jamais présenté de signes d'affaiblissement intellectuel, ni

(1) Anglade. Lésions des cellules de l'écorce dans la paralysie générale, *Ann. éd. psychol.*, 1898, 8e série, t. VIII, p. 40.

de confusion mentale. Il n'y avait chez eux aucun degré
d'amnésie.

Quels rapports doivent exister entre ces troubles cérébraux et les lésions corticales que nous avons observées ?
Il est certain que le trouble mental a été profond dans tous
les cas sans que le degré de la lésion ait été le même partout ; mais, il est non moins certain que toujours il y a eu
lésion et lésion importante dans les territoires cérébraux
que nous avons examinés. On ne serait pas fondé à prétendre qu'il ne s'agit là peut-être que de lésions banales.
Car, nous n'en avons pas rencontré de semblables dans les
nombreux cerveaux, provenant d'aliénés de toutes catégories, que nous avons eu sous les yeux. Ou du moins, nous
l'avons dit, les lésions ne peuvent être rapprochées que
de celles de la paralysie générale, qui résultent elles-
mêmes d'un processus infectieux le plus souvent de nature syphilitique.

En résumé, les lésions que nous avons trouvées dans le
cerveau de tuberculeux aliénés coïncident avec les autres
lésions du système nerveux si toutefois, ce que nous ne
pouvons affirmer, elles n'en sont pas le point de départ.
Les sensations morbides arrivent au cerveau, qui, frappé
lui-même, est incapable de les corriger et de les interpréter
autrement que par une conception délirante. Chez nos
malades, ce sont surtout les troubles gastriques qui furent
matière à interprétation délirante. Deux malades observés
par Peter avaient édifié un délire de négation sur « des
sensations anales réelles [1] ».

Toutes nos observations, si elles étaient mieux documentées en matière d'antécédents héréditaires, nous
diraient sans doute ce que nous apprend l'une d'elles ; c'est

_____

(1) Peter. _Leç. de clin. méd._, 1879, t. IV, p. 379 et 400.

que, pour délirer sous l'influence de la tuberculose, il faut que, par l'hérédité, les neurones soient doués d'une susceptibilité spéciale vis-à-vis du ou des poisons tuberculeux. Il faut de leur part une aptitude à réagir par la folie. Tels ne sont pas les résultats auxquels ont abouti les recherches de la Bonnardière [1], qui déclare la tuberculose capable de créer de toutes pièces l'aliénation mentale. « Chez des individus dont l'étude des antécédents ne révèle aucune tare, on peut, dit la Bonnardière, observer un délire de persécution, un délire à forme hystérique, une manie par accès. » Les manies intermittentes sont pourtant des manifestations d'ordre franchement vésanique et la tournure d'esprit du persécuté se comprend difficilement sans l'intervention de l'hérédité. Nous croyons, quant à nous, bien que nos observations ne le démontrent pas absolument, que, pour devenir fou, il ne suffit point d'être un tuberculeux. « On ne devient pas fou par hasard, dit très justement Peter [2], mais parce qu'on a une faible cervelle et qu'on tombe toujours du côté par où l'on penche. » Et le savant clinicien, après avoir raconté l'histoire d'un tuberculeux devenu aliéné, la résume ainsi : « phthisique, il devint fou : il l'avait toujours été quelque peu.

S'il en est autrement, si le sujet qui fait de la tuberculose cérébrale n'est point un prédisposé, il ne saura être ni un maniaque, ni un mélancolique, encore moins un persécuté. Il se contentera de « bâtir des châteaux en Espagne » ou de se faire « des idées noires ». Car, disons-le en passant, les tuberculeux non aliénés ne sont pas tous des euphoriques. Il y en a aussi de déprimés et d'hypo-

(1) De la Bonnardière. L'aliénation mentale et la tuberculose. Thèse de Lyon, 1898.

(2) Peter. *loc. cit.*, p. 406.

condriaques. Mais c'est à peine si quelques tuberculeux, et encore s'agit-il en même temps de névropathes, sont-ils capables de présenter des accès passagers de délire toxique ou de manie terminale, comme on en trouve dans le travail de Hahn [1] et dans les leçons cliniques de Peter [2]: ou bien encore de la confusion mentale ou du *collaps delirium* [3], manifestation psychopathique des intoxications en général.

Bornons là ces considérations sommaires sur les rapports de la tuberculose avec la folie. Aussi bien nous ne pouvons prétendre résoudre toutes les difficultés du problème clinique et anatomo-pathologique qui se pose en face de cette question.

IV

Essai de pathogénie

Nous sommes arrivé au terme de ce travail avec la conviction raisonnée et documentée que, dans la maladie tuberculeuse, le mal peut atteindre les diverses parties du système nerveux. Nous ne pouvons tourner la dernière page sans nous être demandé de quelle façon procède la tuberculose pour envahir le système nerveux. Comme toute maladie infectieuse, la tuberculose dispose de deux moyens d'attaque. Les germes spécifiques ou secondaires d'une part, leurs toxines d'autre part.

(1) Hahn. Des complications qui peuvent survenir du côté du système nerveux dans la phthisie pulmonaire chronique, thèse de Paris, 1874, p. 69.

(2) Peter. *Loc. cit.*, p. 403.

(3) Kraepelin. Psychiatrie, 1899, t. II.

Il est certain que les bacilles de Koch arrivent par diverses voies dans les méninges spinales. Cestan et Philippe les y ont vus récemment et nous les avons reconnus nous-mêmes avec la plus parfaite netteté sur des préparations du Dr Anglade. Donc, nul doute à cet égard. Le bacille de Koch arrive dans les interstices de la pie-mère spinale. Nous l'avons trouvé au niveau de la protubérance. Il est vraisemblable qu'il peut aussi s'installer dans la pie-mère cérébrale, bien que nous ne l'y ayons jamais rencontré. La présence du bacille de Koch suffit à expliquer la leptoméningite observée en pareil cas.

Mais le microbe de la tuberculose n'opère pas toujours par lui-même. Il produit des toxines, il trouble la nutrition générale, donne lieu à une accumulation de poisons qui pénètrent dans le torrent circulatoire. Dès lors, le mal est partout, et aucune partie du système nerveux n'est à l'abri de ses atteintes. Pour peu qu'en un point quelconque ou pour une quelconque raison les éléments nerveux soient en état de *minoris resistentiæ*, c'en en fait de la prétendue immunité des neurones, y compris les neurones cérébraux, vis-à-vis des poisons. Dans un asile d'aliénés, où les malades pèchent par leur système nerveux, on peut s'assurer qu'il n'est pas exact de dire avec Charrin[1] que « le système nerveux se prête médiocrement aux atteintes de l'infection, que les poisons intéressent beaucoup plus fréquemment les viscères abdominaux que ceux que protègent le crâne ou le canal rachidien ». C'est l'inverse qui est la vérité, parce que l'adage dit vrai : « On tombe toujours du côté par où l'on penche ». C'est un argument que nous donnons à ceux qui ne voudront pas reconnaître dans nos observa-

---

(1) Charrin. L'infection, *Tr. de pathologie générale*, de Bouchard, 1896, t. II, p. 173.

tions, les effets ordinaires de la tuberculose. Nous n'avons aucune peine à admettre que le système nerveux de nos aliénés et surtout leur cerveau est un terrain tout préparé pour la localisation d'un processus infectieux. Il n'en est pas moins intéressant de constater les réactions qu'il y détermine.

Lorsque la tuberculose ne procède pas par invasion bacillaire, il est vraisemblable que les vaisseaux et la névroglie sont les principaux intermédiaires de l'empoisonnement. Partout nous avons noté des altérations vasculaires. Dans les nerfs périphériques, dans le névraxe, dans le cerveau, les dégénérescences nerveuses atteignent leur maximum au voisinage des vaisseaux. Et dans la moelle, les champs de prolifération névroglique ont pour centre un vaisseau ; les traînées néoformées pénètrent dans l'intérieur de l'organe en compagnie d'un vaisseau. Dans le cerveau, au pourtour des capillaires, les cellules pyramidales sont plus altérées. Nous savons bien que ces constatations ne suffisent pas à prouver que la lésion vasculaire précède la lésion nerveuse. Il n'est pas inadmissible, néanmoins il est même vraisemblable, quoiqu'en puissent penser les partisans irréductibles des théories parenchymateuses, que le poison ait agi sur le vaisseau, qui le charrie avant de frapper l'organe cellulaire auquel il est destiné.

CONCLUSIONS

En fait, ce n'est point des conclusions que nous voulons formuler ici. Il ne faut point se hâter de conclure en matière de tuberculose du système nerveux. Le problème est à peine posé ; de divers côtés, les documents arrivent pour le résoudre. La solution viendra à son heure. Pour le moment, il est sage de s'en tenir à la constatation des faits. Ce sont ces faits que nous rappellerons en matière de conclusions.

I. Au cours de la maladie tuberculeuse, quelle que soit son évidente expression anatomique et clinique, on peut voir se développer des symptômes qui témoignent de l'atteinte du système nerveux.

II. Toutes les parties du système nerveux, isolément, simultanément ou successivement, peuvent être frappées.

III. Sans parler des lésions du sympathique qu'attestent cliniquement les désordres viscéraux en général, les troubles gastriques, intestinaux et vésicaux en particulier ; lésions dont la réalité anatomo-pathologique n'a pu encore être établie parce qu'elle n'a pas été recherchée ; sans parler, non plus, des lésions bulbaires, protubérantielles, cérébelleuses, etc., qui méritent une étude spéciale, on peut

considérer comme certain que la tuberculose, directement
ou indirectement, détermine des altérations dans les nerfs
périphériques, dans la moelle, dans le cerveau.

IV. Dans les nerfs périphériques. moteurs. sensitifs ou
mixtes. la lésion porte sur le tube nerveux dont la gaine
de myéline se fragmente, s'agglomère en amas, en boules
ou en gouttelettes, puis se résorbe ; dont le protoplasma
prolifère autour du noyau puis se résorbe à son tour ;
dont le noyau se multiplie quelquefois, mais rarement.
La lésion porte aussi sur les vaisseaux nourriciers des
nerfs. Leurs parois sont épaissies. Ils sont atteints d'endopériartérite.

A ces lésions des nerfs correspondent les névralgies
diverses, les douleurs erratiques, les troubles de la circulation périphérique, de la sensibilité et de la motilité qui
s'observent au cours de la tuberculose.

V. — Dans la moelle, le processus altératif frappe les
méninges. la névroglie, les faisceaux. les cellules, les
vaisseaux. Les méningo-myélites peuvent être bacillaires.
La névroglie est, de tous les éléments du cerveau, celui
qui participe le plus au travail d'altération. Elle prolifère
autour de la moelle et du canal de l'épendyme, s'installe
entre les faisceaux et les éléments cellulaires de préférence
autour des vaisseaux, comprime les uns et les autres, les
fait peut-être dégénérer ; dégénère quelquefois elle-même
et détermine la formation de cavités syringomyéliques.
Tandis que, dans les faisceaux blancs, s'observent des
dégénérations diffuses ou systématisées, les premières
résultant d'un processus évoluant sur place, les autres
représentant vraisemblablement la continuité de lésions
venues de la périphérie ou du centre. Tandis que, dans

les neurones médullaires et spécialement dans les cellules radiculaires antérieures, la substance chromatique et la trame fibrillaire achromatique se modifient, se désorganisent ou disparaissent. Les lésions vasculaires sont constantes. Elles représentent tous les degrés de l'endopériartérite et de la phlébite. A ces lésions du névraxe, il est difficile de dire quels symptômes doivent exactement correspondre. Il est vraisemblable que, pour le moins, quelques-uns des phénomènes sensitifs. parétiques, paralytiques, spasmodiques ou amyotrophiques observés chez les tuberculeux ; que peut-être aussi les sueurs nocturnes et l'excitation génitale des phthisiques dépendent des lésions de la moelle épinière.

VI. — Dans le cerveau, les neurones corticaux, spécialement les grandes cellules pyramidales du lobule paracentral, subissent des altérations considérables. Le corps cellulaire se comporte comme il a coutume de le faire en face d'un empoisonnement. Il réagit par la chromatolyse centrale ou périphérique, puis ses éléments essentiels succombent. Les prolongements se détachent, la trame fibrillaire, expansion cylindre-axile, venant à manquer, il en résulte des vacuoles dans le noyau d'abord, puis autour de lui. La cellule se déforme, s'arrondit. sa déchéance est certaine ; et cette déchéance frappe, dans quelques cas, un nombre considérable de cellules pyramidales.

Il n'est pas impossible que de ces lésions des neurones corticaux dépendent quelques troubles moteurs et sensitifs, peut-être même quelques troubles mentaux. Nous pouvons admettre que les sensations pénibles occasionnées en divers points de l'organisme par la tuberculose donnent lieu à des interprétations délirantes lorsque les centres psychiques sont devenus eux-mêmes incapables de les

contrôler et de les corriger. Ce n'est pas tout. Les opérations cérébrales étant directement enrayées par la localisation dans l'écorce du processus tuberculeux, il en peut
résulter un délire, une vésanie. L'observation prouve qu'il
s'agit ordinairement alors de délires de persécutions avec
impulsions et réactions maniaques.

Mais pour que la cellule pyramidale soit ainsi frappée,
pour qu'elle adopte ce mode de réaction par la folie, il faut
qu'elle tienne de l'hérédité une susceptibilité et des aptitudes spéciales.

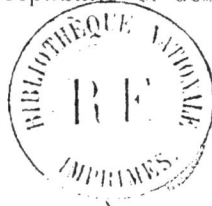

Toulouse. — Imp. MARQUÉS et Cⁱᵉ, boulevard de Strasbourg, 22